歯科漢方医学

監修　歯科漢方医学教育協議会
編著　柿木保明　王 宝禮　山口孝二郎

永末書店

序文

　日本は、高齢社会の到来で、歯科の受診患者も変化してきました。従来は、歩いて受診する患者が中心でしたが、介護保険法の創設とも関連し、要介護高齢者のほか、多剤服用患者や全身疾患患者なども歯科で対応する機会が増えてきました。自立高齢者でも約8割が、要介護高齢者の9割以上が常用薬を服用していることも明らかになってきました。常用薬には漢方薬も含まれていますが、近年では、医師の9割以上が漢方薬を処方しているので、漢方薬を服用している患者の歯科受診も増えてくることが予測されます。

　また、口腔乾燥症、舌痛症、味覚異常、顎関節症、歯科心身症といった従来の歯科診療だけでは対応できない患者も増加しており、臨床的に、これらの症状に対する漢方薬の応用が奏効することも多く報告されてきました。日本では、医師、歯科医師が卒後教育として漢方医学を学んできましたが、このような背景もあり、医学教育のコアカリキュラムには15年前から和漢薬の教育が導入され、2017年4月からは歯学教育のコアカリキュラムにも「和漢薬」が明記されました。

　漢方医学は、体系化されたものが隋・唐の時代に日本に伝わり、その知識を日本国内で独自に発展させたものです。現在でも、中国と台湾では中医が、韓国では韓医が養成されており、西洋医学だけでなく、伝統医学の応用が継続されています。

　歯学教育では、これまで体系化された漢方医学のテキストがありませんでしたが、大阪歯科大学教授の王宝禮先生と鹿児島大学漢方診療センター副センター長の山口孝二郎先生と体系的に歯科漢方医学を学べる教科書の必要性について話す機会があり、この度、歯科漢方医学教育協議会を創設して、永末書店のご協力のもと、発刊作業を進めることになりました。

　近年、欧米では、伝統医学をもとにした自然医学の応用が研究されており、西洋医学と自然医学の利点を統合した統合医学が台頭しつつあります。アメリカでは13校、カナダでは8校の自然療法医学部がすでに創設され、自然療法医の養成が開始されています。そのほか、ヨーロッパや豪州でも、同様の教育が開始されており、漢方製剤の応用も積極的に進められています。

　漢方薬は、長期間の服用でしか効果がないように考えられていますが、本来、自然医学の一分野として、短時間に効果が現れる治療薬として発展してきました。本書では、歯科医師を目指す学生が漢方医学を体系的に学べるように工夫しました。自然医学の考え方とともに歯科漢方医学を学ぶことで、患者の健康に寄与できる教本となることを願ってやみません。

2018年2月

編集代表　九州歯科大学教授　柿木 保明

執筆者一覧
「歯科漢方医学教育協議会」

飯塚徳男	広島大学大学院医歯薬保健学研究科薬学分野漢方診療学講座 教授
伊藤徳家	奥羽大学薬学部生薬学研究室 准教授
今泉うの	神奈川歯科大学附属病院麻酔科 診療科准教授
江草正彦	岡山大学病院スペシャルニーズ歯科センター センター長・教授
王 宝禮[2]	大阪歯科大学歯科医学教育開発室 教授
貝沼茂三郎	九州大学大学院医学研究院地域医療教育ユニット 准教授
柿木保明[1]	九州歯科大学老年障害者歯科学分野 教授
笠原正貴	東京歯科大学薬理学講座 教授
北川善政	北海道大学大学院歯学研究院口腔診断内科学教室 教授
小池一喜	日本大学歯学部口腔診断学講座 兼任講師／医療法人社団歯恵会ひまわり歯科
小関健由	東北大学大学院歯学研究科口腔保健発育学講座予防歯科学分野 教授
佐藤友昭	鹿児島大学大学院医歯学総合研究科歯科応用薬理学分野 教授
嶋﨑義浩	愛知学院大学歯学部口腔衛生学講座 教授
嶋田昌彦	東京医科歯科大学大学院医歯学総合研究科口腔機能再構築学講座口腔顔面痛制御学分野 教授
砂川正隆	昭和大学医学部生理学講座生体制御学部門 教授
瀬尾憲司	新潟大学大学院医歯学総合研究科歯科麻酔学分野 教授
丹羽 均	大阪大学大学院歯学研究科口腔科学専攻高次脳口腔機能学講座（歯科麻酔学教室）教授
戸田一雄	長崎大学大学院医歯薬学総合研究科 名誉教授
三浦一恵	鶴見大学歯学部歯科麻酔学講座 臨床教授
三浦廣行	岩手医科大学 副学長・歯学部長／岩手医科大学歯学部口腔医学講座歯科医学教育学分野 教授
横瀬敏志	明海大学歯学部機能保存回復学講座保存治療学分野 教授
山口 晃	日本歯科大学新潟病院口腔外科 教授
山口孝二郎[2]	元 鹿児島大学病院漢方診療センター 副センター長（現 昭和大学医学部生理学講座生体制御学部門 客員教授）

1）：編集代表、2）：編集幹事

（五十音順）

目次

はじめに

第1章 漢方医学と西洋医学の違い 1

1 自然医学としての漢方 1

2 漢方医学の誕生 1

3 漢方医学の変遷（中国、日本） 2

4 漢方の病態理論 2

5 生薬と漢方の薬理学 5

6 漢方の診断 6

7 四診（望、聞、問、切） 6

8 舌診 7

9 統合医療としての漢方医学 11

第2章 口腔疾患に有効な漢方薬 12

1 口腔内の疼痛 12

2 歯周病 12

3 粘膜疾患 13

4 口腔乾燥症 13

5 顎関節症 14

6 三叉神経痛、顔面神経麻痺 14

7 その他 14

第3章 医科で処方される主な漢方薬 16

1 漢方の投与禁忌例 16

2 相互作用 16

3 医科で処方される漢方薬 17

第4章 漢方薬と西洋薬の相互作用と有害作用 ·········· 20

1 漢方処方の作用と有害作用 ·········· 20
2 注意すべき生薬 ·········· 24
3 西洋薬との相互作用 ·········· 25

第5章 漢方薬の選択方法 ·········· 26

1 弁証論治 ·········· 26
2 方証相対 ·········· 27
3 随証治療の必要性（病名漢方療法の功罪）·········· 28
4 「漢方薬薬効分類」と「効能または効果」·········· 28

第6章 付録 ·········· 35

1 主な漢方薬と適応症 ·········· 35
2 生薬別の作用 ·········· 44
3 効能別にみた漢方薬 ·········· 48
4 漢方を因数分解する ·········· 49
5 医療保険と歯科疾患 ·········· 52
6 練習問題 ·········· 54

索引 ·········· 63

第1章
漢方医学と西洋医学の違い

1 自然医学としての漢方

　歴史的に6,000年前からインド、チベット、モンゴル、中国、アラビア、ギリシャ、西洋に医学が発祥し、その地で異なる理論・治療体系で発展し、長い時代の流れからそれらを伝統医学（Traditional medicine）とよんでいる。漢方医学（Kampo medicine）は東洋医学（Oriental medicine）の中国医学（Chinese traditional medicine、中医学ともいう）から独立した日本の伝統医学 (Japanese traditional medicine) である。漢方は日本人がもつ生命観や自然観に近いものであることから、自然医学（Nature medicine）のひとつといえよう。

2 漢方医学の誕生

　中国における医学の呼称は中医学で、中国伝統医学である。中国医学は紀元前15世紀の殷王朝から周、春秋戦国時代を経て、紀元前206年から紀元後220年の漢の時代に基礎が確立した。その間に『黄帝内経』、『神農本草経』、『傷寒雑病論』が次々と世に出て、中国医学の三大古典書といわれるようになった（図1-1）。

　日本の医学は奈良時代以降、中国伝統医学が主流であった。鍼博士・丹波康頼（912〜995年）が当時国内にあった中国医書から引用し、病気別に編集した医学全書『医心方』が、現存する日本最古の医書となっている。江戸時代中期以降、西洋医学が伝えられるとこれを「蘭方」とよび、従来の日本化された中国医学を治療学として「漢方」とよんでそれぞれを区別するようになった。

　漢方医学は『傷寒論』と『金匱要略』の考え方を基本として近代に体系づけられ、方剤は漢方薬とよばれる。漢方薬とは中国の薬だと思われているが、中国では中国医薬（中医薬、中成薬）とよび、漢方薬とはいわない（表1-1）。

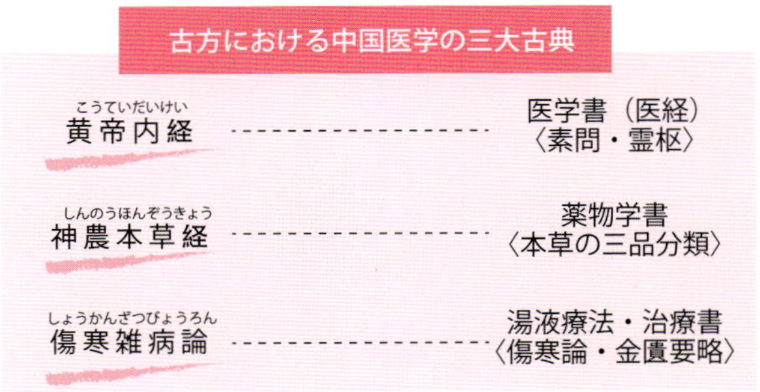

古方における中国医学の三大古典

黄帝内経 こうていだいけい	医学書（医経）〈素問・霊枢〉
神農本草経 しんのうほんぞうきょう	薬物学書〈本草の三品分類〉
傷寒雑病論 しょうかんざつびょうろん	湯液療法・治療書〈傷寒論・金匱要略〉

小曾戸洋.日本東洋医学会 学術教育委員会編集.入門漢方医学.南江堂.2002.p.7-16.

図1-1　中国医学の三大古典書
現在でも色褪せることなく中国医学を学ぶ者は必ず学習することが必要とされる。

表1-1　中国医学と漢方医学の違い

	中国医学（中国）	漢方医学（日本）
理論	中国医学の歴史を踏まえて、近代に体系づけられた。	古典『傷寒論』、『金匱要略』における考え方を基本とする。
使用する薬	「中医薬」とよばれる。古代から現代までの処方を基本に、患者に応じて処方を組み立てる。	「漢方薬」とよばれる。古代から、日本で創製・変方した優良処方を基本に用いる。

3 漢方医学の変遷（中国、日本）

　日本でも古代より、巫女、陰陽師、僧侶によって中国から伝えられた呪術、医療が行われていた。室町時代以降は中国大陸との交易も盛んとなり、漢方が積極的に国内に伝わっていった。江戸時代以降は、日本は独自の漢方医学を発展させ、薬学である本草学を中心に診療が行われた。

　華岡青洲（1760〜1835年）によって記録上世界最初となる全身麻酔による乳癌手術が行われたり、また、幕末には国学の影響を受けて漢方伝来以前の医学（「和方」）を探求したりする動きも現われた。

　中国では昔からの医学を「中医学」とよんでいるが、これは古典を十分に尊重しながらも、後の時代に起こった新しい考え方を取り入れて変容している（図1-2）。

　現在は日本で「漢方医学」、中華人民共和国で「中医学」、朝鮮民主主義人民共和国では「東医学」、大韓民国で「韓医学」として実践されている。中国、韓国では西洋医師と歯科医師は中医薬、韓医薬を処方できない。日本の医療保険では西洋医学（Western medicine）と漢方医学で融合した治療体系が組まれ、医師、歯科医師は漢方薬を処方できる。

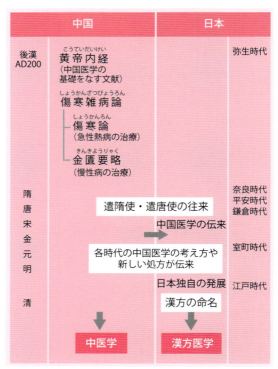

図1-2　中国医学と漢方医学の歴史

4 漢方の病態理論

　漢方における病態理論は「証」という概念が大切になる。「証」とは患者を全身的かつ心身一如として捉えるための物差しであり、漢方薬の使用目標となる適応や漢方医学的所見を指し、抗病力や病期を踏まえた個別医療の指針となる概念である。証に従って、個別に治療の指針を決めることを随証治療という（参考：図5-1「弁証論治の基本的な考え方」）。

　この「証」を決定するために必要な概念が病態の把握としての「陰陽」、「虚実」、「寒・熱」、層概念（表・裏、三焦、内・外）、生体の恒常性を維持する3要素である「気血水」、病態解析の拠り所の「五臓と五行」、そして病態のステージングである「六病位」などである。

1）陰陽（表1-2）

　　生体の恒常性が乱された場合、生体の修復反応の性質が寒性、非活動性、沈降性の病態を陰証といい、熱性、活動性、発揚性の病態を陽証という。あるいは、体力が弱り病毒の力が強くなっている時期を陰証、体力が病毒の力を上回っている時期を陽証という。

表1-2　陰陽の考え方

	陰証	陽証
病態	・生体の修復反応の性質が寒性、非活動性、沈降性の病態 ・体力が弱り病毒の力が強くなっている時期	・生体の修復反応の性質が熱性、活動性、発揚性の病態 ・体力が病毒の力を上回っている時期
生体の状態	体臭弱／体温低め／胃ぜん動低下／顔色蒼白／舌湿潤／唾液多い／口渇なし／小便清澄／温かい飲食を好む／寒がり	体臭強／体温高め／胃ぜん動亢進／顔色赤味／舌乾燥／唾液普通／口渇あり／小便黄色／冷たい飲食を好む／暑がり

2）虚実（表1-3）

　虚証は精気が衰え、病邪に対する生体の防御反応も衰えた状態であり、実証は病邪に抵抗する体力が十分に備わっている状態と考えられている。

表1-3　虚実の考え方

	虚証	実証
病態	・精気衰え、病邪に対する生体の防御反応が衰えた状態	・病邪に抵抗する体力が十分に備わっている状態
生体の状態	体力低下／腹力弱い／腹壁薄い／消化吸収能低い／脈弱い／音声弱い／抗病力低下	体力充実／腹力強い／腹壁厚い／消化吸収能高い／脈強い／音声強い／抗病力良好

3）寒熱（表1-4）

　寒熱とは、急性疾患の経過中に現れる自覚症状、特に温度覚の表現である。寒証は、新陳代謝が低下し、病邪に対する防御機能も低下し、自覚症状として冷えを感じる状態である。これに対して熱証は、感染症初期にみられる発熱や炎症に対する生体の防御機構が十分に備わっており、熱感を感じる状態である。

表1-4　寒熱の考え方

	寒証	熱証
病態	・低体温状態または機能低下状態で反応性が低く、あるいは基礎代謝の低下などによって自覚症状として冷感のある状態	・発熱や炎症があり、機能亢進状態で反応性が高く、あるいは基礎代謝の亢進などによって自覚症状として熱感のある状態
生体の状態	冷える／顔色蒼白／舌湿潤／口渇なし／小便清澄／便臭弱い	ほてる／顔色赤味／舌乾燥／口渇あり／小便黄色／便臭強い
症状	悪寒、頭痛、筋痛、関節痛（表寒証）／下痢、嘔吐、腹満、腹鳴（裏寒証）／粘稠度の低い喀痰、鼻汁（上焦の寒証）／比重の低い淡い色の尿（下焦の寒証）	発赤、熱感、腫脹、濃厚な分泌物（表熱証）／熱感、口渇、ほてり、潮熱、口臭、心煩（裏熱証）／口渇、咳嗽、濃厚な喀痰、心下嘔吐、腹満、腹鳴（陽熱証）／粘稠度の高い喀痰、心下痞塞、食欲不振、胸脇苦満、嘔気・嘔吐、下痢（上焦の熱証）／排尿時痛、会陰部痛（下焦の熱証）

4）層概念

　東洋医学では体の構造を、表（皮膚、筋肉、関節、神経など）、半表半裏（肺、肝など）、裏（身体深部や臓器）や上焦（胸部）、中焦（上腹部）、下焦（下腹部）、内・外といった層概念で表現する。

5) 気血水（図 1-3）

漢方医学では、生体の恒常性は気・血・水の 3 要素が体内を循環することによって維持されると考える。

気は生命活動を営む根源的なエネルギーであり、生体の物質的側面を支える要素が血と水である。血は気の働きを担って生体を循行する赤色の液体、水は気の働きを担って生体を滋潤する無色の液体である。

❶ 気

気はもともと、先天の気と後天の気として臓器に存在し、全身を巡っている。

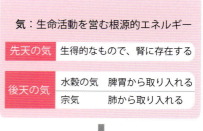

図 1-3　気血水

先天の気とは腎に蓄えられる生来のエネルギー（腎気）で、後天の気とは食物の消化吸収（脾胃）で得られるエネルギーと、呼吸による清気（肺）が併さり生じるものがある。

気の異常とは、この先天の気、後天の気の過不足、気の巡りの異常のことで、気虚、気滞、気逆が存在する。

- 気虚：気の量に不足を生じた病態である。気の生成障害や消耗過多によりもたらされる。
- 気滞（気うつ）：気の循環が停滞した病態である。
- 気逆（気上衝）：気の循環が失調して、身体中心部から末梢へ、あるいは上半身から下半身へ巡るべき気が逆流したために生じた病態である。

❷ 血

血は「営血」ともいわれ、身体に必要な栄養をもたらし、身体の形を作り出している源である。血の異常は、血虚と瘀血に分けられる。

- 血虚：生命を物質的に支える血の量に不足を生じた病態である。血の消耗過多や産生障害によってもたらされる。
- 瘀血：血の流通に障害をきたした病態である。血の流速の低下、うっ滞、途絶などをいう。

❸ 水

水という概念には、口から入った胃腸内の水や組織液などに限らず各種の分泌液、炎症による滲出液なども含まれる。この水に偏在が起こった状態が水毒（水滞）である。

6) 五臓と五行

❶ 五臓六腑（図 1-4）

漢方医学では内臓諸器官を、五臓六腑とよぶ。五臓は肝、心、脾、肺、腎、六腑は胆、小腸、胃、大腸、膀胱、三焦（上焦・中焦・下焦）の 6 つからなる。

五臓では脾、六腑では三焦を除いて、近代医学で認識している臓器と同じものをみていると考えられるが、それらの機能面では異なった点があることに注意する。脾は、近代医学でいう脾臓ではなく、消化吸収機能を統括する臓器であり、三焦は水分の通路で、近代医学で対応する臓器は明らかでない。

❷ 五行論

五行論は宇宙間のすべての事物は木、火、土、金、水という5種類の基本物質により構成されていると考えている。さらに五行の生克制化理論を用いて事物の運動、発展の過程における相互関係を説明しており、また、各種の異なる事物の発展の過程における動態的バランスを明らかにしている（**図1-5**）。

❸ 五臓と五行（図1-5）

五臓を五行論（木火土金水）の考え方に配当すると、肝は木、心は火、脾は土、肺は金、腎は水となる。

7）六病位（図1-6）

六病位は熱性疾患の経過と治療を論じた『傷寒論』に記載された病態概念である。太陽病、少陽病、陽明病、太陰病、少陰病、厥陰病のステージ（病期）に分け、順に病気の経過と治療法などが記載されている（注：病位の順番には諸説あり）。生体側の条件と病因の絡み合いにより、病態が時々刻々と転変していくと考えられる。病は時間の経過とともに変化し、東洋医学ではこれを太陽病・少陽病・陽明病・太陰病・少陰病・厥陰病の6つに分類している。陽病とは闘病反応が熱性で積極的な病態、陰病はその逆である。さらに、各病期では闘病反応が起こっている場所が規定されており、太陽病は頭頸部、少陽病は胸部、陽明病は腹部に位置する。陰病は主として腹部に位置している。

疾患の性質（寒熱）、疾患の存在する部位（表裏、表とは身体の表面、すなわち皮膚のあたりを指す、裏とは身体の裏面、すなわち消化管のあたりを指す。胃と称することもある）、脈証、腹証などで表す。

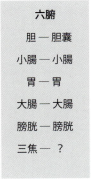

図1-4　五臓六腑

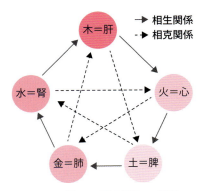

図1-5　五臓、五行の相生・相克

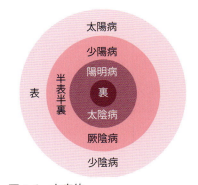

図1-6　六病位

5 生薬と漢方の薬理学

漢方薬とは、生薬で構成された薬のことである。そして、生薬は主として薬効のある植物の全体または一部から得た天然物である。ひとつの漢方薬には、数種類の生薬が使われている。

漢方には、「君・臣・佐・使」という4つの考え方があり、それぞれ、配合された生薬の役割を表す（**図1-7**）。たとえば、風邪の引き始めやインフルエンザに効果があるといわれる麻黄湯は、麻黄・甘草・杏仁・桂皮の4つの生薬で構成されている。

- 君薬……処方の中心になるもの。中心となる「麻黄」。
- 臣薬……君薬の作用を強めたり、補助したりするもの。「麻黄」の発汗作用を強める「桂皮」。
- 佐薬……君薬、臣薬の効能を調整するもの。鎮咳・去痰の効能で感冒薬として調整する「杏仁」。
- 使薬……処方全体の作用を調節するもの。発汗作用の効き過ぎを抑える「甘草」。

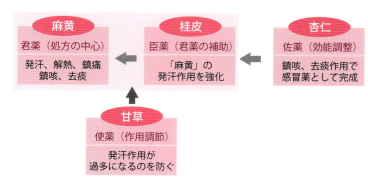

図1-7　漢方薬の君臣佐使の関係

6 漢方の診断

漢方医学の治療では、同じ症状、疾患であっても個人の体質や状態によって証が異なり、漢方薬も異なる。これを同病異治という。

たとえば、不眠の症状があっても青白い顔で虚弱なタイプと、赤ら顔でがっしりしたタイプとではバランスの崩れ方が全く異なってくる。すなわち「証」が異なる。

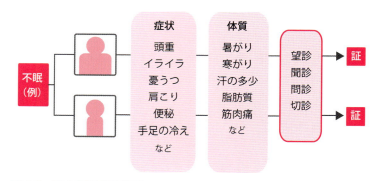

図1-8　漢方医学的診断例

不眠というひとつの症状のほか、頭が重い、イライラする、憂うつである、肩が凝る、便秘をする、手足が冷えるなどの種々の症状や、暑がりか・寒がりか、汗かきか・そうでないか、脂肪質か・筋肉質かなどの体質的なものによって、個々人の「証」が決定されていく（図1-8）。

7 四診（望、聞、問、切）

証を決定するための診察は、望診、問診、聞診、切診の4つに分けられる（図1-9）。望診には、全身の状態を観察する視診、および舌の状態をみる舌診があり、問診とは、患者との問答から既往症や病状を知ることである。聞診は、患者の呼吸や咳を聞いたり、排泄物などのにおいを嗅ぐことで、切診は、

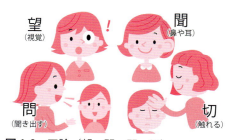

図1-9　四診（望、聞、問、切）

身体に触れ脈を手指で圧して調べる脈診と、腹部を触診して症状を把握する腹診とに分けられる。

8 舌診

口腔粘膜は、全身のなかでも新陳代謝が激しく、また食物など刺激が加わりやすいことから、粘膜の再生の速度が速い。そのため、わずかな全身状態の変化が現れやすい。特に舌粘膜は内側の血液状態や粘膜再生状態をよく現す。舌質（舌の本体部分）は血管組織が豊富であるため、血液の色、すなわちヘモグロビンの色調を反映している。

色や量、状態、分布について舌苔を診察する。舌苔の色調は、口腔環境や口腔内細菌の状態と関連しており、熱の有無や体液の状態との関わりが大きい。舌苔の量は上部消化管の状態と関連することが認められている。

このように、舌は全身状態の変化を示しており、その変化が全身状態と関係していることが多くの研究報告で認められている。

1 舌質の色調

舌の本体部分は舌質とよばれる。血管組織が豊富であるため、粘膜内部のヘモグロビンの色、すなわち血液の色を反映している。

❶ 赤色度の低下

舌の色が薄い場合、赤血球の濃度が薄い。赤血球の数が減少している貧血のときや、血液が水分で薄まっているときに薄くなる。

全身的には、ヘモグロビンの減少、タンパク質の代謝障害、基礎代謝率の低下、栄養不良、舌組織の水腫、慢性の出血、急性の大出血でみられる。いわゆる貧血の状態にあるために、血液機能が弱く、歯肉の血行状態も低下しており、慢性炎症の場合でも発赤しにくいため、炎症がないと誤解されやすい（図1-10）。

❷ 赤色度の増加

赤色度が高くなっている場合、すなわち、舌色が紅色の場合は、血液濃縮や循環不良のときが多い。脱水などで水分が少なくなり、血液が濃縮しているときも赤色度が高くなる。発熱や炎症などで、血流が増加しているときも同様である。

赤色度が高いと、敗血症や高熱、重度の肺炎、化膿性感染、急性伝染病の後期から慢性消耗性疾患への移行、喫煙との関連、ビタミンB群の欠乏、水分の欠乏もあるので注意が必要である（図1-11）。歯肉や口腔粘膜が影響を受けると傷がつきやすく弱くなる。また、感染の治りが遅延することがある。

❸ 紫舌

舌が紫色や青紫色、赤色度が暗くなる場合は、舌組織の血液循環の滞りやうっ血、血液中の酸素濃度が低いときである。全身的にうっ血しやすい状態でも、舌全体が暗くみえる。

組織の酸素欠乏や、酸化ヘモグロビン増加による血流の滞り、赤血球の増加、毛細血管の循環障害、肺気腫、気管支炎などでもみられる。歯肉や口腔粘膜も同様の変化をきたしていることがある。

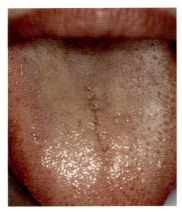
図 1-10 貧血症
赤色度が低い舌を呈し、やや黄色がかった舌苔が付いている。

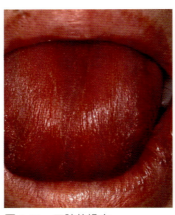
図 1-11 口腔乾燥症
口腔乾燥症患者にみられた赤色度の高い舌。舌粘膜も乾燥し、糸状乳頭はみられない。

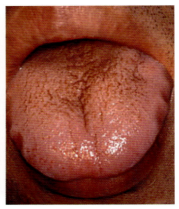
図 1-12 歯痕のついた胖大舌
水分が貯留しやすい状態で、両側に歯痕が付いている。

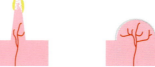

糸状乳頭　　伸長した糸状乳頭と舌苔　　茸状乳頭

- 糸状乳頭は、上皮の角化が進行して伸長すると舌苔などが付着しやすくなる。
- 茸状乳頭は、栄養血管にうっ血が生じると赤黒い斑点にみえ、色素沈着が生じると黒い斑点にみえる。

図 1-13　舌乳頭

2 舌質の形態

❶ 胖大舌

　舌が腫れぼったい感じの状態である。体内に水分が停滞しやすく、細胞も水に浸っている。体液が停滞し舌質を満たし、また浸透圧調節機能が低下しており、唾液分泌や消化管分泌機能の低下などもみられる。併せて、高血圧の傾向もみられる。

❷ 歯痕（舌圧痕）

　舌辺縁部に歯による圧迫痕がみられる状態で、前述の胖大が持続したときによく起こる（図 1-12）。細胞内外に水分が停滞しており、汗をかきやすい。唾液の粘性が亢進していることが多い。一方、舌先端部分にみられる歯痕は、ストレスや緊張などによる舌の押し当ての習慣がある場合によくみられる。

❸ 溝状舌

　血液の栄養不足や体液や水分の流れが阻止されたときによくみられる。粘膜上皮の再生能力が部分的に低下した状態で、溝が深いほど全身状態も不安定な場合が多い。再生能力の

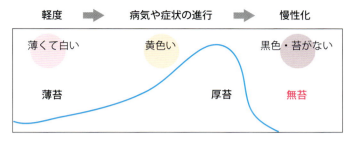

図 1-14　舌苔の変化

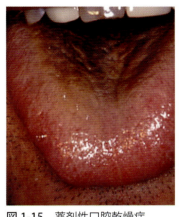

図 1-15　薬剤性口腔乾燥症
口腔内の唾液が少なくなり、舌の動きも低下している。舌苔に黒毛舌の所見がみられる。

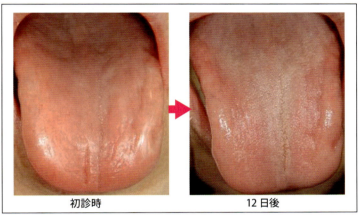

図 1-16　平滑舌の変化
口腔乾燥と舌痛、味覚障害で受診した患者。初診時は舌乳頭がみられず、平滑舌の所見を呈していた。十全大補湯 7.5 g（×3）を処方したところ、12 日後には、口腔乾燥、舌痛、味覚障害が改善し、舌所見も改善した。

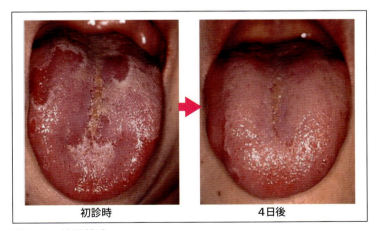

図 1-17　地図状舌
初診時に舌の痛みと喉のつまり感のあった患者。半夏厚朴湯 7.5 g（×3）服用後、4 日目には症状が改善した。

低下が持続すると、舌乳頭の萎縮で平滑舌を伴うことも多い。難治性の舌痛症患者に多い。

❹ 平滑舌（へいかつぜつ）

舌面に苔がなく乳頭が消失して光ったようにみえる。深紅色で光滑なのは血液成分の不足や体液の不足、循環不全であることを示す。鉄欠乏性貧血などでもよくみられる。唾液の粘性亢進も同時にみられることが多く、粘膜が薄くて弱い。

❺ 点状の隆起、斑点

紅・白・黒色の舌面の点状隆起で茸状乳頭に生じる変化である。内部の毛細血管のうっ血や循環不全の場合には赤褐色に、舌乳頭の表面が角化した場合は白色に、色素沈着が生じた場合は黒色にみえる。点状で紅い隆起は、いずれも熱性の病変などが進行して盛んになったときにみられる。鮮やかな赤色の場合が最も新しく、黒色度が増すにつれて、経過が長いことが多い。一般に、舌尖部によくみられる

❻ 尖端部の発赤

舌先端部が他の部分よりも赤く変化し、夜間の口呼吸、気管支炎や風邪の初期症状によくみられる。咽喉頭部の循環障害などの影響が現れている状態と思われる。

3 舌苔（ぜったい）

舌苔は、色調や量、付着状態などを観察し、湿性か乾燥かについても判断する。苔の厚さは、上部消化管の状態や症状の進行度とも関連する。舌苔の分布は、全身状態の連続性とも関連する（**表 1-5**）。

舌粘膜には舌乳頭という突起がある（**図 1-13**）。舌乳頭のうち、茸状になっているものを茸状乳頭といい、細い糸状の乳頭を糸状乳頭とよぶ。茸状乳頭は、内部に毛細血管が存在しており、これが舌の色を呈する。糸状乳頭には剝離細胞や粘液、食べかすや細菌などが付着して舌苔になる。糖分やタンパク質が糸状乳頭部分の栄養血管に多くなりすぎると、舌粘膜の上皮の角化が亢進して糸状乳頭が伸長し、これに前述した老廃物などが積み重なると舌苔が厚くみえる。

表 1-5　舌苔の所見と全身状態

舌苔の色	
白色	冷え、水分過多（薄白苔は正常）
やや黄色	熱性疾患の初期、軽度の水分低下
黄色	発熱、水分代謝障害、脱水傾向、喫煙
黒色	急激な発熱、熱性疾患、脱水
舌苔の量	
無苔	慢性消耗性疾患、貧血、乳頭萎縮、栄養不良
少ない	疾患の初期症状　（ごく薄い舌苔は正常）
増加	症状進行、慢性症状、上部消化管の異常、喫煙本数の増加、自浄作用の低下
舌苔の状態	
湿潤	水分貯留、冷え
乾燥	唾液分泌低下、口腔乾燥、脱水

舌苔の増加は消化機能の低下と関連しているため、消化管の機能低下や胃酸増加、異常などが生じると、栄養成分の吸収が妨げられ、粘膜を含む口腔粘膜の再生力が低下すると考えられる。再生力が低下すると舌粘膜が萎縮して薄くなるため、これを保護するように防御的に糸状乳頭が伸長し舌苔が付着して増加する。また、味覚の感覚や舌粘膜の感覚を低下させ、食物摂取量の減少を図る。そのため、糸状乳頭と舌苔は分けて考える必要がある。

　舌苔の色調は、舌苔に産色細胞や真菌が定着すると、黄色、灰白色、黒色になる（図1-14）。口腔粘膜上皮は乾燥すると角化する傾向があり、唾液量低下で乾燥が生じると糸状乳頭は角化亢進しやすくなる。口腔粘膜が角化して唾液などの水分に触れると白くみえる。白い苔は角化した糸状乳頭の色を示す。苔の乾燥は、唾液量減少や熱性疾患の場合で、湿った白苔は胃潰瘍などによくみられる。

　発熱があると、産色細胞の影響などから舌苔は黄色く変化し、熱が軽くなると黄色が薄くなる。

　また黒苔の原因は、感染症、高熱、毒素刺激などで、舌粘膜の糸状乳頭が増殖しすぎて角質の突起が長くなり、黒色の角化細胞が出てくることにある。その上に真菌や壊死した粘膜細胞などが作用し、H_2Sが生じ、さらにこのH_2Sが鉄（Fe）を含むヘモグロビンや微生物と結びつき、黒色のFe_2S_3になるとされている（図1-15）。

　全く苔がない無苔は異常で、症状の慢性化、長期化などの場合にみられる。栄養不良による舌粘膜表面の乳頭萎縮が生じている。糸状乳頭の形成ができないぐらいに粘膜上皮の栄養血管の血液機能が低下しており、口腔乾燥や味覚障害、舌痛などもみられやすい（図1-16）。

　苔の付着部位が部位によって異なることがあり、苔のある部分とない部分が地図のようにみえる地図状舌は、西洋医学的には治療の必要がないと判断されることが多いが、苔のない部分に痛みを感じるときもある（図1-17）。

　地図状舌は、これまでの臨床研究から心因性疾患と関連してみられることが多く、ストレスに対する抵抗力低下などによる舌根部や咽喉頭部の血流障害などとも関連すると思われる。そのため、対応する漢方薬で改善することも多い。小児の場合も、半夏瀉心湯などの漢方薬の使用で改善することがある。

9　統合医療としての漢方医学

　統合医療（Integrative medicine）とは、西洋医学による医療と、代替医療（Alternative medicine）を合わせて患者を治療することである。

　代替医療とは、「通常医療の代わりに用いられる医療」を指す用語である。中国医学や漢方医学もこれに含まれるとしている（図1-18）。

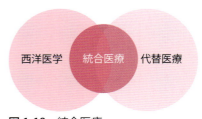

図1-18　統合医療

第2章
口腔疾患に有効な漢方薬

1 口腔内の疼痛

　口腔領域、特に歯肉や歯槽骨の疼痛は、炎症性反応で圧力亢進により神経への刺激が与えられている場合が多い。このようなとき、うっ血や圧力亢進を改善する目的で、漢方製剤が使用される。血行障害を取り除く効果のある生薬成分を含んだ漢方製剤を用いるとよい。

　歯髄の圧力が高まったことによる疼痛では、圧力を減らす目的で、利水作用のある生薬や瀉下作用のある生薬を含んだ製剤を用いると効果が出る場合がある。

　立効散は、抜歯後の疼痛、歯痛に用いられるが、粘膜の疼痛にも効果がある。体力などの証は選ばないが、体力のある実証には効きにくいことがある。アスピリン喘息の誘発がなかったという報告もある。

　葛根湯は、リンパ腺炎、扁桃腺炎、上半身の神経痛、熱性疾患の初期に用いられる製剤で、比較的体力のある実証に効果的とされる。無汗、背中や肩の凝りがみられる場合にも効果があり、筋肉痛にも有効で、顎関節症など筋痛に由来する疼痛に効果がある。

　五苓散は、一般に頭痛、めまい、二日酔などに用いられる製剤であるが、構成生薬の茯苓や白朮などの利尿作用や血液凝固抑制作用などで、利水作用があることでも知られている。水分代謝や水分分布の異常を改善することから、神経痛や歯髄炎、知覚過敏にも臨床的に効果がある。また、浮腫の改善にも有効であることから、舌が腫れぼったい所見のある場合の諸症状に効果が期待できる。

　桂枝加朮附湯は、関節痛、神経痛に効果があるが、利水作用があり、附子を含むことから、冷え性で痛みのあるものによく用いられ、神経痛だけでなく麻痺にも使用されることがある。

2 歯周病

　歯周病は、炎症反応であるので、細菌に対する防御反応としての生体反応を高めることも考慮して対応する。排膿作用や抗炎症作用、免疫作用を改善する生薬が含まれる製剤を用いることが多い。

　葛根湯は、排膿作用が期待でき、炎症に対する生体反応を高める作用ももつ。構成生薬である芍薬と甘草は筋肉の痙攣の改善に効果があり、葛根、麻黄、桂枝は発汗作用を有することから排膿作用を期待できる。生姜と大棗は、滋養強壮の作用があることから、末梢血液循環の改善や免疫力の向上にも有効とされる。

　排膿散及湯は、患部が腫脹して疼痛を伴った化膿症に効果がある製剤で、炎症性浸潤が強い症例に適しており、特に排膿がだらだらと続くものに効果的とされる。

　黄連解毒湯は、ノイローゼ、脳溢血、高血圧、皮膚搔痒症に有効な製剤で、比較的体力があり、

のぼせ気味で、患部に腫脹、出血のある場合に効果がある。

十全大補湯は、貧血、病後の体力低下、疲労倦怠に有効な製剤で、体力低下で、慢性化した化膿巣のある場合、衰弱した人で、貧血のある場合に有効とされる。

3 粘膜疾患

口内炎や扁平苔癬といった口腔粘膜疾患では、粘膜上皮の再生力の向上を期待できる生薬成分を含む製剤が効果的となる。

半夏瀉心湯は、口内炎、神経症、神経性胃炎、二日酔いに効果がある製剤であるものの、黄連と黄芩は、滞った熱を改善する作用があり、半夏と乾姜は抗消化管潰瘍作用や免疫賦活作用をもち、唾液分泌作用も有する。臨床的には、過敏性腸症候群にも用いられ、地図状舌にも有効とされる。

十全大補湯は、一般には貧血や体力低下の場合に用いられる製剤で、含まれる生薬成分から、血液循環や血液成分状態を改善するとされる。人参、白朮、茯苓、甘草は、抗ストレス作用やDNA合成促進作用などをもち、当帰、地黄、芍薬、川芎は、末梢血管拡張作用や抗炎症作用、免疫賦活作用を有することから、体力向上や血液成分や血液循環の改善に効果があり、栄養状態の改善や粘膜上皮の再生力を改善することで、粘膜疾患に有効とされる。

黄連解毒湯は、高血圧や皮膚瘙痒症に効果のある製剤であるが、構成生薬の黄連、黄芩は抗炎症作用、抗消化性潰瘍作用、抗菌作用などを有し、止血作用と清熱作用が期待できる。

4 口腔乾燥症

口腔乾燥症は、シェーグレン症候群のように唾液腺の分泌機能低下が原因となっているもの以外に、服用薬剤の有害作用としてみられる場合、生体内の水分低下が関連している場合、口腔機能低下などで唾液腺への刺激が低下している場合、鼻閉や口唇閉鎖不全などで口呼吸が原因の場合などでも起こる。そのため、どのような病態で口腔乾燥が生じているかを判断して漢方製剤を用いる必要がある。

白虎加人参湯は、喉のほてりのあるものに有効とされる漢方製剤で、構成生薬の石膏と知母は、止渇作用と利尿作用、補水作用があり、熱を冷ます効果と湿潤作用が期待できる。薬剤性口腔乾燥症ではファーストチョイスになることが多く、口腔内の熱と乾燥が主な症状の場合に用いる。

麦門冬湯は、もともと乾性咳嗽に用いられる。気管支粘膜の乾燥に伴う咳や痰に効果があることから、口腔内の乾燥にも有効とされる。麦門冬は、抗炎症作用のほか、気管支粘膜などの湿潤作用があり、半夏は、抗消化管潰瘍作用、免疫賦活作用のほか、唾液分泌作用も有する。人参は抗ストレス作用やDNA合成促進作用から唾液腺細胞尾の改善に効果がある。

滋陰降火湯にも麦門冬が含まれ、当帰、知母などの末梢血管拡張作用や筋弛緩作用で滋潤作用が期待できる。舌が乾燥傾向で、血液の栄養不足と水分低下の場合に有効とされる。

五苓散は、構成生薬の茯苓や白朮などの利水作用で、水分貯留傾向を改善することから、唾液分泌に有効で、組織の浮腫などによる圧迫状態を改善することで、唾液腺機能の改善にも効果をもつとされる。

十全大補湯は、一般には貧血や体力低下に用いられるが、含まれる生薬成分による末梢血液循環や血液成分状態を改善することから、唾液腺細胞および粘膜上皮細胞の改善や賦活化にも効果が期待でき、口腔乾燥状態の改善に有効である。

5 顎関節症

顎関節症は、咀嚼筋群や口腔周囲筋群の疼痛、顎関節雑音などを主症状とする疾患で、咬合状態などとも関連するとされる。そのため、顎関節症に関連して頭痛、関節痛、肩こりなども生じやすい。治療には、筋肉痛の改善や関節症状の緩和を目的とした製剤が多く用いられる。また、ストレスと関連する場合もあることから、抗ストレス作用のある製剤も用いられる。

葛根湯は、上半身の神経痛や筋肉痛にも有効であることから、肩こりなどの症状が強い場合や、咀嚼筋群の疼痛がみられる場合は有効である。構成生薬である葛根、麻黄、桂皮は発汗作用を有し、鎮痙作用や解熱作用もあることから、咀嚼筋にうっ血のみられる場合に有効とされる。生姜と大棗は、末梢血液循環の改善や免疫力向上にも有効で、抗炎症作用や中枢抑制作用も期待できる。

芍薬甘草湯は、急激に起こる筋肉の痙攣を伴う疼痛に有効な製剤で、特に、横紋筋や平滑筋の異常緊張や痛みに効果がある。芍薬と甘草は鎮静、鎮痙、鎮痛作用、抗炎症作用を有し、筋肉の痙攣などによる疼痛に有効である。

桂枝加朮附湯は、関節痛、神経痛に効果のある製剤で、顎関節に関連する痛みや神経痛に有効である。特に冷え性で痛みの強い場合に効果が期待できる。

6 三叉神経痛、顔面神経麻痺

三叉神経痛の95%は三叉神経の圧迫による疼痛とされており、血管や筋肉、組織による圧力を減じる目的と神経賦活作用を期待して漢方製剤を用いることが多い。しびれや麻痺の場合では、神経伝達を改善する目的でも利水作用のある製剤は効果を期待できる。

桂枝加朮附湯は、構成生薬から利水作用を期待でき、附子を含むため冷え性で痛みのある神経痛によく用いられ、麻痺やしびれにも使われることがある。

五苓散は、利水作用を有することから、浮腫の改善にも有効で、神経痛の原因となっている圧迫状態の解消に有効で、そのような神経痛の場合、症状が緩和される。

葛根湯は、上半身の神経痛に有効な製剤で、筋肉の凝りを解消して組織の圧力を改善する作用が期待できることから、口腔顔面領域の神経痛に多く使用されている。

立効散は、一般に抜歯後の疼痛、歯痛に用いられるが、口腔領域の神経痛にも有効な場合がある。

7 その他

舌痛症、味覚障害、口腔違和感など、一般的な治療では奏効しにくい症状にも漢方製剤が有効な症例は多い。

いずれの症状も、発現している病態を把握して、その改善に有効な製剤を用いるのが必要であ

るが、また、症状と関連している生活習慣や食習慣の改善のほか、歯ぎしりなどによる歯の鋭縁の研磨なども同時に行うことが効果的な治療法となる。

舌の歯に対する圧迫が関連している舌痛症や違和感などの症例では、浮腫症状を緩和する五苓散などが有効である。また、食いしばりや歯ぎしりなど咀嚼筋や口腔周囲筋の症状が関連している場合は、筋肉症状を緩和する葛根湯なども効果がある。神経症状が関連している場合は桂枝加朮附湯が有効である。

粘膜の脆弱さが関連している場合は、粘膜の改善を期待できる十全大補湯など、口腔粘膜の改善作用のある製剤が奏効する。また、口腔乾燥が症状と関連している場合は、口腔乾燥を改善する製剤を用いる。

味覚障害は、摂取不足よりも吸収障害が多くみられることから、亜鉛補充療法が奏効しない症例では、口腔乾燥の改善や消化管粘膜や舌粘膜を改善する製剤が有効である。苦味を訴える場合に、小柴胡湯を用いることもある。

ストレスと関連する口腔症状には、抗ストレス作用のある製剤が有効である。西洋医学的な製剤の薬理作用である神経伝達障害をきたさないことから、唾液分泌低下や筋力低下、血中濃度の低下による知覚過敏症状などの副作用が出現しにくい。抑肝散や抑肝散加陳皮半夏、半夏厚朴湯、半夏瀉心湯、柴胡桂枝乾姜湯などは、ストレス反応と関連する口腔症状を緩和する。

半夏厚朴湯は咳反射や嚥下反射の改善にも効果があることから、嚥下障害にも有効であることが認められている。また、咬合違和感などで梅核気（喉のつまり感）のある者にも有効である。

第3章
医科で処方される主な漢方薬

　近年、医師の9割以上が何らかの形で患者に漢方薬を投与しているといわれている。現在、世界の医療の潮流は西洋医学と補完代替医療を組み合わせた統合医療のほうに向かっている。

　また、現代はストレス社会・超高齢社会となり疾病構造も複雑に変化しており、漢方療法はこれらの社会の変化に適応しやすいため、漢方治療を受ける患者数は飛躍的に増加している。しかし、複数の診療施設で漢方が重複投与されている場合、生薬構成によっては過量となることもある。さらに、西洋薬との併用禁忌の場合もあり、患者の投薬内容を熟知し、有害作用、副作用防止に努めることは医療者として重要である。

1 漢方の投与禁忌例

漢方の投与禁忌例として、

❶ インターフェロン投与患者、肝硬変、肝癌患者、慢性肝炎の肝機能障害で血小板数が10万／mm^{3}以下の患者への小柴胡湯の投与

❷ アルドステロン症患者、ミオパチーのある患者、低カリウム血症のある患者への半夏瀉心湯、小青竜湯、人参湯、五淋散、炙甘草湯、芍薬甘草湯、甘麦大棗湯、芎帰膠艾湯、桂枝人参湯、黄連湯、排膿散及湯、桔梗湯、甘草湯、芍薬甘草附子湯、附子理中湯の投与

が挙げられる。

2 相互作用

漢方の相互作用として、

❶ 麻黄含有製剤とエフェドリン製剤、MAO阻害剤、甲状腺製剤（チロキシン・リオチロニン）、カテコールアミン製剤（アドレナリン・イソプレナリン）、キサンチン系製剤（テオフィリン・ジプロフィリン）の併用注意

❷ カンゾウ含有製剤、グリチルリチン酸およびその塩類を含有する製剤、ループ系利尿剤（フロセミド、エタクリン酸）、チアジド系利尿剤（トリクロルメチアジド）の併用注意

を挙げることができる。

　また、漢方の有害作用として、間質性肺炎／偽アルドステロン症／うっ血性心不全／心室細動、心室頻拍／ミオパチー・横紋筋融解症／肝機能障害・黄疸・劇症肝炎／腸間膜静脈硬化症なども報告されている。

　さらに、附子製剤の重複使用も、量によっては附子中毒を惹起することがあり、他科からの漢方投薬内容や、西洋薬の投薬内容を確認して、より安全な薬物療法を実施する必要がある。

3 医科で処方される漢方薬

表 3-1 に医科の各診療科で処方される主な漢方薬を疾患別に列記する。

表 3-1　漢方薬の分類

区分	疾患名	投薬される主な漢方薬
呼吸器系	感冒・インフルエンザ	葛根湯・小青竜湯・桂枝湯・麻黄湯・柴胡桂枝湯・麻黄附子細辛湯
	気管支炎	小青竜湯・麦門冬湯・柴朴湯・柴胡桂枝湯
	喘息	小柴胡湯・小青竜湯・麦門冬湯・麻杏甘石湯・五虎湯
	咳	半夏厚朴湯・竹筎温胆湯・滋陰至宝湯・五虎湯・柴朴湯・麦門冬湯・清肺湯・滋陰降火湯
消化器系	口内炎	茵蔯五苓散・半夏瀉心湯・平胃散・黄連湯
	胃炎	安中散・四君子湯・六君子湯・茯苓飲・平胃散・補中益気湯・半夏瀉心湯・黄連湯
	胃腸炎	五苓散・人参湯・胃苓湯・柴苓湯・小建中湯
	食欲不振	補中益気湯・六君子湯・十全大補湯・平胃散・人参養栄湯
	便秘	大黄牡丹皮湯・桃核承気湯・調胃承気湯・三黄瀉心湯・麻子仁丸
	腹痛	桂枝加芍薬湯・芍薬甘草湯・大建中湯
	肝機能障害	大柴胡湯・柴胡桂枝湯・小柴胡湯・茵蔯蒿湯・四逆散
	痔疾	大柴胡湯・桂枝茯苓丸・大黄牡丹皮湯・補中益気湯
代謝・内分泌系	糖尿病	八味地黄丸・大柴胡湯・五苓散
	口渇	白虎加人参湯
	肥満症	防風通聖散・防己黄耆湯
	痛風	大防風湯
血液・免疫系	貧血	当帰芍薬散・十全大補湯・人参養栄湯・加味帰脾湯・帰脾湯
	膠原病（リウマチ）	麻黄湯・越婢加朮湯・真武湯・大防風湯
腎・泌尿器系	腎炎・ネフローゼ	八味地黄丸・猪苓湯・越婢加朮湯・防己黄耆湯
	浮腫	五苓散・防己黄耆湯・牛車腎気丸・柴苓湯・茵蔯五苓散
脳神経系	頭痛	五苓散・苓桂朮甘湯・釣藤散・川芎茶調散・呉茱萸湯・当帰四逆加呉茱萸生姜湯
	めまい	黄連解毒湯・五苓散・半夏白朮天麻湯・苓桂朮甘湯
	半身不随	当帰芍薬散・真武湯・補中益気湯
	しびれ	牛車腎気丸
	神経痛	桂枝加朮附湯・疎経活血湯・葛根湯・柴胡桂枝湯・五苓散・八味地黄丸
筋・骨格系	肩こり・筋肉痛	葛根湯・二朮湯・疎経活血湯・芍薬甘草湯
	腰痛	八味地黄丸・疎経活血湯・通導散・牛車腎気丸
	関節痛	桂枝加朮附湯・薏苡仁湯・疎経活血湯・芍薬甘草湯

表 3-1　つづき

区分	疾患名	投薬される主な漢方薬
精神・神経疾患系	神経症	柴胡桂枝乾姜湯・半夏瀉心湯・抑肝散・温清飲・抑肝散加陳皮半夏・加味逍遙散
	ノイローゼ	黄連解毒湯・苓桂朮甘湯
	ヒステリー	柴胡加竜骨牡蛎湯・四逆散
	不安神経症・神経質	半夏厚朴湯・柴朴湯・加味逍遙散・加味帰脾湯・四逆散・苓桂朮甘湯・小建中湯・柴胡加竜骨牡蛎湯・桂枝加竜骨牡蛎湯
	不眠	大柴胡湯・柴胡桂枝乾姜湯・黄連解毒湯・抑肝散・帰脾湯・酸棗仁湯・加味帰脾湯
	てんかん	柴胡桂枝湯・柴胡加竜骨牡蛎湯
小児系	小児夜尿症	桂枝加竜骨牡蛎湯・小建中湯
	小児夜啼症	柴胡加竜骨牡蛎湯・抑肝散・甘麦大棗湯・小建中湯
	小児疳症	抑肝散・抑肝散加陳皮半夏
	哺乳困難・鼻閉	麻黄湯
産婦人科系	つわり	半夏厚朴湯・小半夏加茯苓
	妊娠中の浮腫・習慣性流産・腹痛など	当帰芍薬散
	乳腺炎	葛根湯
	更年期障害	当帰芍薬散・加味逍遙散・桂枝茯苓丸・温清飲・通導散・温経湯
	冷え性	加味逍遙散・桂枝茯苓丸・四物湯
	貧血	当帰芍薬散・十全大補湯・帰脾湯・人参養栄湯・加味帰脾湯
	月経不順・月経困難	当帰芍薬散・加味逍遙散・桂枝茯苓丸・通導散・温経湯・桃核承気湯
	子宮下垂・脱肛	補中益気湯
	子宮内膜炎・附属器炎症	桂枝茯苓丸
	痔疾	乙字湯・大柴胡湯・桂枝茯苓丸・大黄牡丹皮湯
	痔出血	三黄瀉心湯・芎帰膠艾湯
	膀胱炎・尿道炎	八味地黄丸・猪苓湯
外科系（周術期）	病後の体力低下	補中益気湯・十全大補湯・黄耆建中湯・人参養栄湯
	肝機能障害	大柴胡湯・柴胡桂枝湯・小柴胡湯
	食欲不振	大柴胡湯・補中益気湯・六君子湯・十全大補湯・平胃散
	下痢	五苓散・四君子湯・半夏瀉心湯・柴苓湯
	浮腫	五苓散・防己黄耆湯・柴苓湯・茵蔯五苓散
	打撲	桂枝茯苓丸・通導散・治打撲一方

表 3-1　つづき

区分	疾患名	投薬される主な漢方薬
皮膚系	皮膚炎	黄連解毒湯・升麻葛根湯・排膿散及湯
	湿疹	十味敗毒湯・当帰飲子・黄連解毒湯・越婢加朮湯
	蕁麻疹	葛根湯・十味敗毒湯・茵蔯五苓散・茵蔯蒿湯
	ニキビ	荊芥連翹湯・清上防風湯
	しもやけ	当帰四逆加呉茱萸生姜湯・四物湯
眼科系	結膜炎・角膜炎	葛根湯・小青竜湯
	老人のかすみ目	牛車腎気丸
耳鼻咽喉系	鼻炎	小青竜湯・四逆散・葛根湯加川芎辛夷・荊芥連翹湯
	蓄膿症	葛根湯加川芎辛夷・荊芥連翹湯・辛夷清肺湯
	鼻出血	黄連解毒湯・三黄瀉心湯
	扁桃炎	葛根湯・桔梗湯・小柴胡湯加桔梗石膏・荊芥連翹湯・柴胡清肝湯

第4章
漢方薬と西洋薬の相互作用と有害作用

1 漢方処方の作用と有害作用

1 漢方薬の作用

　近年、世界の伝統医学で用いられる生薬や薬草について、現代医学の視点からの作用機序の研究が進められており、漢方薬についても例外ではない。一例としては、立効散の疼痛抑制、白虎加人参湯の清熱効果、五苓散の代謝分泌異常の改善、半夏瀉心湯、茵蔯蒿湯、黄連湯、排膿散及湯の抗炎症作用などがある。長い歴史のなかで経験的に作られた漢方薬の薬理作用について分子レベルでの研究が進められている。

　1885年、長井長義が漢方生薬のひとつである麻黄からエフェドリンを抽出した。それから100年以上経っても、エフェドリンは気管支喘息や昇圧剤として広く使用されている。しかし、漢方薬の作用はひとつの物質で説明できるものではなく、生薬のそれぞれの総合的な作用により決定される。桂枝湯は風邪の治療によく使用されるが、その生薬成分である芍薬を2倍にした漢方薬である桂枝加芍薬湯は、腹痛や過敏性結腸症候群など全く異なる症状に使用される。

　これらの処方は数千年の経過を経て取捨選択されてできた薬方であり、その効果の多様性に驚かされる。

2 漢方薬の有害作用

　漢方薬は、その成分の大部分を草根木皮を基原とするため、悪影響を及ぼす作用は少ないといわれてきたが、現代医学的に害となる作用は以前から知られており、漢方薬の使用が広がるにしたがって特異な有害作用が報告されるようになった。

　漢方医学的に「証」を間違った場合、結果的に不都合な症状が生じる場合を「誤治」あるいは「誤用」という。また、症状が改善する前に生じる一過性の予期せぬ症状は「瞑眩」という。

　「誤治（誤用）」や「瞑眩」は、臨床経過をみなければ判断できない。これらは、西洋医学での副作用とは区別する。

　まず、経験的に知られる有害作用（**表4-1**）と、処方レベルで知られている有害作用（**表4-2**）を挙げる。

1）有害作用

　生薬成分の化学物質としての有害作用で、主なものは**表4-3**のとおりである。

表 4-1　経験的に知られている有害作用

症状	内容
消化器症状	胃部不快感、食欲不振、嘔気、嘔吐、軟便、下痢　［注意患者→胃腸虚弱］
皮膚症状	アレルギー症状（発疹、蕁麻疹、瘙痒）　［注意患者→アレルギー既往者］
胎児への影響	胎児に対する漢方薬の安全性は確立していない。危険性を上回ると判断できる場合を除き、処方を控える。
自律神経系	不眠、発汗過多、頻脈、動悸、全身脱力感、精神興奮

表 4-2　処方レベルで知られている有害作用

病名	内容
間質性肺炎	発熱、咳嗽、呼吸困難
肝機能障害	黄疸
膀胱炎症状	頻尿、残尿感、排尿時痛、血尿
横紋筋融解症	脱力感、筋肉痛、筋力低下、四肢痙攣、麻痺

表 4-3　漢方薬（生薬）における有害作用と使用上の注意

生薬	成分など	起こりうる有害作用など	使用上の注意
麻黄	エフェドリン［交感神経興奮様作用］プソイドエフェドリン［炎症性作用］	狭心症発作誘発、不整脈悪化、血圧上昇、不眠、動悸、頻脈、発汗過多、尿閉、食欲低下、心窩部痛、腹痛、下痢	虚血性心疾患、重症高血圧、腎障害、前立腺肥大、高齢者には特に注意。交感神経興奮様作用を有する薬物と相乗作用がある。
甘草	グリチルリチン	偽アルドステロン症（脱力感、浮腫、低カリウム血症など）	漢方薬併用時はグリチルリチン製剤、利尿薬との併用時に起こりやすい。
大黄	センノシド類瀉下作用	過量投与で腹痛、下痢胃腸虚弱（虚証）では微量でも起こる。	下痢傾向のもの、兎糞状の者には要注意大黄で下痢する者は虚証と考えるべきである。
附子	アコニチンメサコニチン	過量投与で中毒症状（吐き気、動悸、冷汗、重篤な例では不整脈、血圧低下）	小児は中毒が起こりやすいので原則として使用しない。陽証で有害作用が起こりやすい。
人参	人参サポニン類	のぼせ、湿疹、蕁麻疹、皮膚炎の悪化まれに長期投与例で血圧上昇をみる。	陽証・実証の体質者に有害作用が起こりやすい。
地黄	マンニノトリオース	嘔気、胃痛、食欲低下、腹痛、下痢	胃下垂傾向顕著なもので起こりやすい。
桃仁	青酸配糖体（アミグダリン）	過量投与で腹痛、下痢、めまい、嘔吐	妊婦、下痢、出血しやすい人に注意する。
芒硝	硫酸ナトリウム	過量投与で腹痛、下痢	妊婦、胃腸の弱い人、寒冷の人に注意する。

（薬局 1998 49(8) より改変）

2) 誤治

　漢方医学的に不適切な漢方薬を使用したために出現する作用で、本来の意味の有害作用ではない。誤治を防ぐには、弁証や方剤の作用を理解していることが非常に重要である。誤治には以下のような場合がある。

- 軟便傾向の症例に大黄・芒硝が配合された漢方薬を処方して下痢が出現した
- 冷え症の症例に石膏、黄連黄芩剤など清熱剤を使用したために冷えが強くなった
- 熱証の症例に温熱剤を処方すると、ほてり、動悸などが惹起される場合がある
- 虚証に実証用の処方をしてしまった場合は、病態を悪化させる可能性がある
- 実証に虚証用の処方をしてしまった場合は、病態を遷延させる可能性がある

3) 瞑眩

　効果が現れる前に、一時的に症状が悪化したり、あるいは予期せぬ症状が発現することをいう。予期せぬ症状には、下痢、嘔気、嘔吐、発疹、発熱、胸苦しさ、鼻出血、子宮出血が挙げられる。

　瞑眩の出現はきわめてまれで、好ましくない症状・病態の出現にあたっては、化学的副作用、アレルギー反応、誤治などをまず考えるべきである。さまざまな報告があるものの、極限の症状がないかぎり、おおむね3～7日間は経過観察とし、その後は、誤治か瞑眩か副作用か有害作用かを判断する。

3 漢方薬は安全か？

1) 間質性肺炎

　厚生労働省の中央薬事審議会は、「1994年1月以降小柴胡湯の副作用の疑いで88人が間質性肺炎を発症、10人が死亡」と発表し、漢方薬の安全神話が崩れた。間質性肺炎の誘因薬は、黄芩などいくつかある。服用後1週間～半年で、発熱乾性咳嗽、呼吸困難など感冒様症状を発症する。

　発症後は直ちに服用を中止させ専門医を紹介する。専門の医科では一般に捻髪音や胸部エックス線検査、胸部CT、動脈血ガス分析などを実施する。軽症の場合は服用中止後、専門医での経過観察、中等度以上はステロイド投与やパルス療法、呼吸管理を行う。

　小柴胡湯は、肝硬変、肝癌、慢性肝炎で肝機能を低下させ、インターフェロン投与中や血小板数10万／mm³以下の患者には禁忌となっている。

　一般的に薬剤性の間質性肺炎の発症は、細胞毒性とアレルギー性の機序が考えられているが（図4-1）、漢方薬に起因するものはアレルギー性と推定されている。また、その原因は「半夏」や「黄芩」と考えられている。

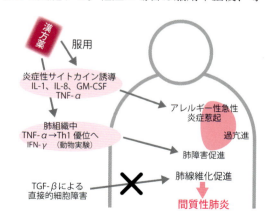

図4-1　小柴胡湯による間質性肺炎の発症メカニズム（推定）

2）偽アルドステロン症

甘草含有の漢方薬・食品・酒・菓子を多量摂取すると発症する。甘草は、主成分グリチルリチンの代謝物であるグリチルレチン酸が腎尿細管の酵素（11β-hydroxysteroid dehydrogenase）を阻害し、過剰コルチゾールがアルドステロン受容体と結合して、アルドステロン様作用を発揮、偽アルドステロン症を起こす（図4-2）。低カリウム血症、浮腫、ミオパチーを生じ、脱力感、筋力低下、筋肉痛、四肢痙攣、麻痺、高血圧を起こす。

症状出現後は、疑惑食物や食品を中止し、専門医にて血中カリウム値・CPK・血中や尿中ミオグロビンを測定し、低カリウムを補正する。利尿薬併用は、発症を促進させることがある。

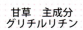
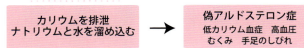

図4-2　甘草成分 グリチルリチンによる偽アルドステロン症の発症

3）肝機能障害

肝障害（黄疸、GOT・GPT上昇）が出たら服用を中止させ、専門医にて肝庇護剤を投与する。必要に応じて定期的な血液検査を行う。

4）心不全・心室頻拍・心室細動

芍薬甘草湯は甘草含有が多く、高血圧心不全、低カリウム血症、心室期外収縮、心室頻拍や心室細動を起こし、致命傷となることがある。動悸、息切れ、めまい、失神時は即中止し、専門の医科で心電図、胸部エックス線検査、血中カリウムを調べ、カリウム補正、不全、不整脈治療を行う。心室細動例は直ちに除細動を行う。

5）交感神経刺激作用

麻黄は、主成分のエフェドリンで不眠、発汗、頻脈、動悸、全身脱力感精神興奮を起こす。症状が生じたら、麻黄剤をやめ、全身管理を行う。

6）賦形剤（乳糖）

漢方薬エキス製剤化用に賦形剤として使用されている乳糖は、乳糖不耐症患者に腹部膨満や下痢を起こす。

7）その他

有害作用と思われる症状がみられる場合は投与を中止し、いずれも専門医に紹介する。

4　有害作用はいつ発症するのか

漢方薬による重篤な有害作用を早期に発見するためには、間質性肺炎、肝機能障害、低カリウム血症か横紋筋融解症の既往歴を確認することが第一となる（表4-4）。また、図4-3には炙甘草湯の使用上の注意を生薬の観点から提示している。

では、これらの有害作用がいつ頃から発症するかということは、「投薬直後から」や「6カ月後から」と論文でさまざまであるが、発症時期にかかわらず、まず、表4-1「経験的に

表 4-4　重篤な有害作用を早期発見するために

症状	注意しておくべき事項
間質性肺炎	・すべての薬剤で「間質性肺炎」は発症するとの認識が必要である。 ・感冒様症状（乾性咳嗽・発熱・呼吸困難）を見逃さないようにする。 ・間質性肺炎では特に「呼吸困難」（息切れ）の出現が特徴であることを理解する。 ・薬剤の服用を速やかに中止し、医師の診断を受ける（胸部エックス線、PaO$_2$）。
肝機能障害	・全身倦怠感・発熱・黄疸などの急性肝炎様症状を見逃さないようにする。 ・薬剤性肝機能障害では自覚症状が発現しない場合があることを知っておく。
低カリウム血症	・脱力感・四肢麻痺が出現した場合は低カリウム血症を疑うようにする。
横紋筋融解症	・筋症状が出現した場合はミオグロビン尿（赤褐色〜暗褐色）の有無を確認する。

効能または効果
体力がおとろえて、疲れやすいものの動悸、息切れ　←　下線部が経験知（炙甘草湯証）に基づく用薬規範（一般に「しばり」と称されている）「裏熱虚証」に相当

使用上の注意
1.禁忌（次の患者には投与しないこと）
　1.アルドステロン症の患者
　2.ミオパチーのある患者
　3.低カリウム血症のある患者
　[これらの疾患および症状が悪化するおそれがある]
　←　甘草（グリチルリチン）の客観知（薬理：コルチゾール代謝障害による排泄促進作用）に基づく注意

2.相互作用：併用注意（併用に注意すること）

製剤名など	臨床症状・措置方法	機序・危険因子
(1) カンゾウ含有製剤 (2) グリチルリチン酸およびその塩類を含有する製剤 (3) ループ系利尿剤 　フロセミド、エタクリン酸 (4) チアジド系利尿剤 　トリクロルメチアジド	偽アルドステロン症が現れやすくなるまた、低カリウム血症の結果として、ミオパチーが現れやすくなる	グリチルリチン酸は尿細管でのカリウム排泄促進作用があるため、血清カリウム値の低下が促進されることが考えられる

3.副作用
(1) 重大な副作用
　1) 偽アルドステロン症
　2) ミオパチー
　←　甘草（グリチルリチン）の客観知（薬理：コルチゾール代謝障害による排泄促進作用）に基づく注意
(2) その他の副作用
　1) 過敏症：発疹、発赤、蕁麻疹などが現れることがある　←　桂皮や人参に基づく注意
　2) 消化器：食欲不振、胃部不快感、嘔気、嘔吐、下痢などが現れることがある　←　地黄に基づく注意

・禁忌の指示は甘草の1日量が2.5gを超える下記の15製剤に記載されている。黄連湯、甘草湯、甘麦大棗湯、桔梗湯芎帰膠艾湯、桂枝人参湯、五淋散、炙甘草湯、芍薬甘草湯、芍薬甘草附子湯、小青竜湯、人参湯、排膿散及湯、半夏瀉心湯、附子理中湯
・2項相互作用に記載された併用注意の(1)(2)と、3項副作用(1)の重大な副作用は、甘草を含む医療用漢方製剤109品目に共通する

図 4-3　医療用「炙甘草湯」製剤の使用上の注意（抜粋、改変）

知られる有害作用」を患者に説明して、その自覚症状と併せ、**表 4-2**「処方レベルで知られている有害作用」を理解したうえで判断することが必要である。

② 注意すべき生薬

　麻黄、甘草、大黄、附子、人参、地黄、桃仁、芒硝が含まれる漢方薬は先述したように**表 4-3**にある有害作用を予測することができる。また、特に妊婦において流産の危険性のある生薬、母乳から乳児へ移行する可能性のある大黄などは、投与を避けるべきである。起こりうる有害作用や使用上の注意には気をつける。

3 西洋薬との相互作用

1）相互作用

　医薬品の添付文書は、患者の安全を確保し、医薬品の適正使用を図るうえで最も基本的で重要な公的文書である。そのなかで相互作用（他の医薬品・医療機器などとの併用に関すること）には「併用禁忌（併用しないこと）」と「併用注意（併用に注意すること）」がある。

　さて、漢方薬で「併用禁忌」と記載されているのは、「小柴胡湯」と「インターフェロン製剤」だけとなっている。詳細な発症のメカニズムは明らかにされていないが、間質性肺炎という、非常に予後の悪い肺炎を引き起して死亡例がでたことから使用禁忌になっている。

　「併用注意」の記載があるのは、「麻黄」と「甘草」という生薬を含む漢方薬である。

　「麻黄」を含む漢方薬は、カテコールアミン製剤（ドパミン、アドレナリンなど）やキサンチン製剤（テオフィリンなど）との併用に注意が必要である。「甘草」を含む漢方薬は、利尿剤やグリチルリチン酸含有製剤との併用に注意が必要である。しかし、これらはあくまで単なる薬理効果や成分の重複に由来するもののため、西洋薬との併用に関しては、さらに理論的な考察も必要になる。

　また、漢方薬にはカルシウムを含有する生薬（牡蠣、竜骨、石膏など）も多いので、カルシウムとキレートを形成する抗菌薬（歯科でよく投薬されるニューキノロン系抗菌薬など）と一緒に服用すると、抗菌薬の効果が低下してしまう可能性がある。特にエキス製剤ではなく、凍結乾燥製剤には多くのカルシウムが含まれるので注意が必要である。

　このように、漢方薬はひとつの生薬や成分だけでなく、数種類の生薬からなるものがほとんどなので、併用による影響を考えるときは、それぞれの生薬に分けて考えるとわかりやすくなることがある。

2）ドーピングと漢方薬

　ドーピングとは競技力を高めるために薬物などを使用したり、それらの使用を隠したりする行為であり、ドーピング違反に該当する行為は、ドーピング防止規定（WADA規定）に定められている。

　漢方薬にはたくさんの複雑な成分が含まれている。そして漢方薬も「薬」である。その成分は大変複雑で、成分を調べることも困難である。漢方薬にも明らかに禁止物質を含むものがあり、麻黄（エフェドリンを含む）、ホミカ（ストリキニーネを含む）はその代表である。

　漢方薬は生薬を使うので、名前が同じでも、製造会社、原料の産地、収穫の時期などで成分が違うことがある。成分が全部記載されていないとチェックできないうえに、成分の含有量が一定していないのが普通で、内容成分の正確な把握はできない。歯科医院に来院した患者がスポーツ選手である場合には、漢方薬の服薬状況や投薬を考えなければならない。

第5章
漢方薬の選択方法

漢方薬の選択方法には、大きく分けて「弁証論治」、「方証相対」、「病名漢方療法」がある（**表5-1**）。

表5-1　弁証論治、方証相対、病名漢方療法の違い

①弁証論治（中国医学）	：弁証に基づいて治療方針が決定される
②方証相対（漢方医学）	：証と適用処方が即応している
③病名（症例）漢方療法	：西洋医学の病名（効能または効果）

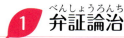

1 弁証論治

中国医学と漢方医学の共通点に「証」という概念がある。証とは東洋医学の概念を通し、四診（望、聞、問、切）で得られた体質あるいは症状に関する情報をもとに、総合的に診断された現時点での患者の病態である。現在に至っても、「証」の定義は複雑である。証を判定することを弁証という。

代表的な弁証法には、八綱弁証、気血水（津液）弁証、臓腑弁証、病邪弁証、六経弁証、経絡弁証などがある（**表5-2**）。

吉益東洞（1702～1773年）の医論によれば、証は患者の呈する毒の容であり、腹部や体表に表出される初見を一括して「証」と認識されている。一方、曲直瀬道三（1507～1594年）の医論をみると、たとえば「胃実の証」というように、複数の自覚的・他覚的徴候からひとつの臓腑の異常を表現している。

中国医学と漢方医学の弁証法には違いがある。中国医学では「弁証論治」という概念で、弁証に基づいて治療方針が決定される（図5-1）。たとえば、「気血両虚証」の患者に対する治療は「気

表5-2　代表的な弁証法

弁証名	内容
八綱弁証	望診・聞診・問診・切診の四診で得られた情報を8項目のどれに当てはまるかを決める（表裏・寒熱・虚実・陰陽）。
気血津液弁証	生命活動を維持するために必要な陽気（気）と陰液（血・津液・精）の広域な異常と病理状態を判断する。
臓腑弁証	臓腑の失調がある場合、生理的・病理的特徴にも続いて病変がどの部位にあるかを判断する。
病邪弁証	病気の原因となる発病因子には外因（外邪）と内因（内邪）があり、その原因を整理する。
六経弁証	外感病のなかでも風寒の邪に起因する弁証傷寒論をもとに、主に急性期の病態を捉え、病気を6つの段階に分類する。
衛気営血弁証	症候から病位を衛分証・気分証・営分証・血分証の4つに分けて病気を特定する。

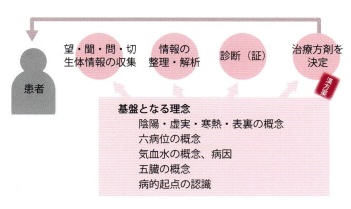

図 5-1 弁証論治の基本的な考え方

血双補」であり、「補気薬、補血薬」を処方する。

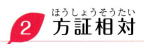

2 方証相対

　漢方医学では、「方証相対」という概念で証と適用処方が即応している。たとえば、発熱悪寒、頭項強痛、脈浮がそろえば、葛根湯の解表剤の証というように、治療薬に直結している（**表5-3**）。つまり、日本の148種類の医療用漢方製剤は、それぞれ**表5-3**の薬効作用により分類されている（**表5-4**で漢方薬薬効分類の効能を詳細に説明する）。

表 5-3　漢方薬の薬効作用による分類

薬効による分類	効能
①解表剤	発汗、解肌により、表証を解除
②和解剤	病邪を中和する方剤
③表裏双解剤	表裏を同時に治療する方剤
④瀉下剤	下剤、便秘薬（峻下剤、緩下剤）
⑤清熱剤	熱証治療（実熱［発汗］、虚熱［熱による栄養不足と脱水］）
⑥温裏補陽剤	温裏剤、温熱性の薬物を用いて裏寒を改善、回腸剤、経脈を温め陽気を回復させる
⑦補気剤	気虚を治療
⑧補血剤	血虚（血の栄養不足）を治療
⑨気血双補剤	気虚と血虚の両方を治療
⑩滋陰剤	陰虚を治療、陰液不足（血・栄養不足と津液・脱水）
⑪理気剤	気滞（気のめぐりを改善）
⑫安神剤	精神安定、鎮静（不眠、多夢、動機、不安、イライラ）
⑬利水剤	水毒（痰飲や水腫）
⑭駆瘀血剤	瘀血治療剤（微小循環障害）

3 随証治療の必要性（病名漢方療法の功罪）

　実際の臨床の現場では、漢方療法に慣れていない場合や診断に迷う場合など西洋医学的発想による「病名漢方療法」で漢方薬が選択されていることもあるが、証を考慮した選択が望ましい。

　たとえば、虚弱な人に対し葛根湯の出番は非常に少ない。葛根湯は急性期に選択されるが、この時期は、他に小青竜湯、桂枝湯などを選択すべきなのがわかる。慢性期は、麦門冬湯、竹茹温胆湯、補中益気湯などがよいといえよう。一方、口内炎の適応をもつ漢方は半夏瀉心湯、黄連湯、茵蔯蒿湯、平胃散の4種類がある。しかし、同じ口内炎の適応のある方剤でも、生薬の構成が異なるため、それぞれの証に応じて使い分けが必要となる。

　図5-2には、かぜ症候群という病名に対する漢方薬の選択方法を示している。証のなかで「実証」、「中間証」、「虚証」を選択し、漢方薬を分類している。

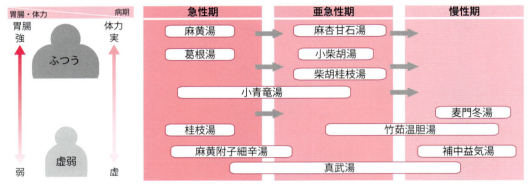

図5-2　かぜ症候群という病名に対しての漢方薬の選択方法
松田邦夫『かぜ症候群の漢方治療ABC』より改変

4 「漢方薬薬効分類」と「効能または効果」

　病名漢方療法では医療用漢方製剤の「効能または効果」から口内炎、口渇、関節痛、神経痛、歯痛などの適応症や症状にあるものを選択していくことになる（**表5-4**）。

表5-4　「漢方薬薬効分類」と「効能または効果」[注]

番号	処方名	薬効分類	効能または効果
1	葛根湯	解表剤	自然発汗がなく頭痛、発熱、悪寒、肩こりなどを伴う比較的体力のあるものの次の諸症：感冒、鼻かぜ、熱性疾患の初期、炎症性疾患（結膜炎、角膜炎、中耳炎、桃腺炎、乳腺炎、リンパ腺炎）、肩こり、上半身の神経痛、蕁麻疹、筋肉痛
2	葛根湯加川芎辛夷	解表剤	鼻づまり、蓄膿症、慢性鼻炎
3	乙字湯	清熱剤	病状がそれほど激しくなく、体力が中位で衰弱していないものの次の諸症：きれ痔、イボ痔
5	安中散	温裏補陽剤	やせ型で腹部筋肉が弛緩する傾向にあり、胃痛または腹痛があって、時に胸やけ、げっぷ、食欲不振、吐き気などを伴う次の諸症：神経性胃炎、慢性胃炎、胃アトニー
6	十味排毒湯	清熱剤	化膿性皮膚疾患・急性皮膚疾患の初期、蕁麻疹、急性湿疹、水虫、腫れ物

28

表 5-4　つづき

番号	処方名	薬効分類	効能または効果
7	八味地黄丸 （はちみじおうがん）	温裏補陽剤	疲労、倦怠感が著しく、尿利減少または頻数、口渇し、手足に交互的に冷感と熱感のあるものの次の諸症：腎炎、糖尿病、陰萎、坐骨神経痛、腰痛、脚気、膀胱カタル、前立腺肥大、高血圧
8	大柴胡湯 （だいさいことう）	表裏双解剤	比較的体力のある人で、便秘がちで、上腹部が張って苦しく、耳鳴り、肩こりなど伴うものの次の諸症：胆石症、胆嚢炎、黄疸、肝機能障害、高血圧症、脳溢血、蕁麻疹、胃酸過多症、急性胃腸カタル、嘔気、嘔吐、食欲不振、痔疾、糖尿病、ノイローゼ、不眠症
9	小柴胡湯 （しょうさいことう）	和解剤	Ⅰ. 体力中等度で上腹部が張って苦しく、舌苔を生じ、口中不快、食欲不振、時に微熱、嘔気などのあるものの次の諸症：諸種の急性熱性病、肺炎、気管支炎、感冒、胸膜炎・肺結核などの結核性諸疾患の補助療法、リンパ腺炎、慢性胃腸障害、産後回復不全 Ⅱ. 慢性肝炎における肝機能障害の改善
10	柴胡桂枝湯 （さいこけいしとう）	和解剤	発熱で汗が出て、悪寒がし、身体の痛み、頭痛、吐き気のあるものの次の諸症：感冒・流感・肺炎・肺結核などの熱性疾患、胃潰瘍・十二指腸潰瘍・胆嚢炎・胆石・肝機能障害・膵臓炎などの心下部緊張疼痛
11	柴胡桂枝乾姜湯 （さいこけいしかんきょうとう）	和解剤	体力が弱く、冷え症、貧血気味で、動悸、息切れがあり、神経過敏のものの次の諸症：更年期障害、血の道症、神経症、不眠症
12	柴胡加竜骨牡蛎湯 （さいこかりゅうこつぼれいとう）	安神剤	比較的体力があり、心悸亢進、不眠、いらだちなどの精神症状のあるものの次の諸症：高血圧症、動脈硬化症、慢性腎臓病、神経衰弱症、神経性心悸亢進症、てんかん、ヒステリー、小児夜啼症、陰萎
14	半夏瀉心湯 （はんげしゃしんとう）	和解剤	みぞおちがつかえ、時に嘔気、嘔吐があり食欲不振で腹が鳴って軟便または下痢の傾向のあるものの次の諸症：急・慢性胃腸カタル、醱酵性下痢、消化不良、胃下垂、神経性胃炎、胃弱、二日酔、げっぷ、胸やけ、口内炎、神経症
15	黄連解毒湯 （おうれんげどくとう）	清熱剤	比較的体力があり、のぼせ気味で、イライラする傾向のあるものの次の諸症：喀血、吐血、下血、脳溢血、高血圧、心悸亢進、ノイローゼ、皮膚搔痒症、胃炎
16	半夏厚朴湯 （はんげこうぼくとう）	理気剤	気分がふさいで、咽喉、食道部に異物感があり、時に動悸、めまい、嘔気などを伴う次の諸症：不安神経症、神経性胃炎、つわり、咳、しわがれ声、神経性食道狭窄症、不眠症
17	五苓散 （ごれいさん）	利水剤	口渇、尿量減少するものの次の諸症：浮腫、ネフローゼ、二日酔、急性胃腸カタル、下痢、嘔気、嘔吐、めまい、胃内停水、頭痛、尿毒症、暑気あたり、糖尿病
18	桂枝加朮附湯 （けいしかじゅつぶとう）	利水剤	関節痛、神経痛、急性・慢性関節炎
19	小青竜湯 （しょうせいりゅうとう）	解表剤	①次の疾患における水様の痰、水様鼻汁、鼻閉、くしゃみ、喘鳴、咳嗽、流涙、気管支喘息、鼻炎、アレルギー性鼻炎、アレルギー性結膜炎、感冒 ②気管支炎
20	防已黄耆湯 （ぼういおうぎとう）	利水剤	色白で筋肉が軟らかく水ぶとりの体質で疲れやすい、汗が多く、小便不利で下肢に浮腫をきたし、膝関節の腫痛するものの次の諸症：腎炎、ネフローゼ、妊娠腎、陰嚢水腫、肥満症、関節炎、癰、癤、筋炎、浮腫、皮膚病、多汗症、月経不順
21	小半夏加茯苓湯 （しょうはんげかぶくりょうとう）	利水剤	体力中等度の次の諸症：妊娠嘔吐（つわり）、その他の諸病の嘔吐（急性胃腸炎、湿性胸膜炎、水腫性脚気、蓄膿症）
22	消風散 （しょうふうさん）	清熱剤	分泌物が多く、かゆみの強い慢性の皮膚病（湿疹、蕁麻疹、水虫、あせも、皮膚搔痒症）

第5章　漢方薬の選択方法

29

表 5-4 つづき

番号	処方名	薬効分類	効能または効果
21	小半夏加茯苓湯 （しょうはんげかぶくりょうとう）	利水剤	体力中等度の次の諸症：妊娠嘔吐（つわり）、その他の諸病の嘔吐（急性胃腸炎、湿性胸膜炎、水腫性脚気、蓄膿症）
22	消風散 （しょうふうさん）	清熱剤	分泌物が多く、かゆみの強い慢性の皮膚病（湿疹、蕁麻疹、水虫、あせも、皮膚搔痒症）
23	当帰芍薬散 （とうきしゃくやくさん）	利水剤	筋肉が一体に軟弱で疲労しやすく、腰脚の冷えやすいものの次の諸症：貧血、倦怠感、更年期障害（頭重、頭痛、めまい、肩こりなど）、月経不順、月経困難、不妊症、動悸、慢性腎炎、妊娠中の諸病（浮腫、習慣性流産、痔、腹痛）、脚気、半身不随、心臓弁膜症
24	加味逍遙散 （かみしょうようさん）	和解剤	体質虚弱な婦人で肩が凝り、疲れやすく、精神不安などの精神神経症状、時に便秘の傾向のある次の諸症：冷え症、虚弱体質、月経不順、月経困難、更年期障害、血の道症
25	桂枝茯苓丸 （けいしぶくりょうがん）	駆瘀血剤	体格はしっかりしていて赤ら顔が多く、腹部は大体充実し、下腹部に抵抗のあるものの次の諸症：子宮ならびにその付属器の炎症、子宮内膜炎、月経不順、月経困難、帯下、更年期障害（頭痛、めまい、のぼせ、肩こりなど）、冷え症、腹膜炎、打撲症、痔疾患、睾丸炎
26	桂枝加竜骨牡蛎湯 （けいしかりゅうこつぼれいとう）	安神剤	下腹直腹筋に緊張のある比較的体力の衰えているものの次の諸症：小児夜尿症、神経衰弱、性的神経衰弱、遺精、陰萎
27	麻黄湯 （まおうとう）	解表剤	悪寒、発熱、頭痛、腰痛、自然に汗の出ないものの次の諸症：感冒、インフルエンザ（初期のもの）、関節リウマチ、喘息、乳児の鼻閉塞、哺乳困難
28	越婢加朮湯 （えっぴかじゅつとう）	利水剤	浮腫と汗が出て小便不利のあるものの次の諸症：腎炎、ネフローゼ、脚気、関節リウマチ、夜尿症、湿疹
29	麦門冬湯 （ばくもんどうとう）	滋陰剤	こみ上げてくるような強い咳をして顔が赤くなる。通常喀痰は少量で、喀出困難であり、時には喀痰に血滴がある。のぼせて咽喉が渇き、咽喉に異物感を伴うこともある：気管支炎、気管支喘息、胸部疾患の咳嗽
30	真武湯 （しんぶとう）	温裏補陽剤	新陳代謝の沈衰しているものの次の諸症：胃腸疾患、胃腸虚弱症、慢性腸炎、消化不良、胃アトニー症、胃下垂症、ネフローゼ、腹膜炎、脳溢血、脊髄疾患による運動ならびに知覚麻痺、神経衰弱、高血圧症、心臓弁膜症、心不全で心悸亢進、半身不随、リウマチ、老人性搔痒症
31	呉茱萸湯 （ごしゅゆとう）	温裏補陽剤	手足が冷えやすい中等度以下の体力のものの次の諸症：習慣性偏頭痛、習慣性頭痛、嘔吐、脚気衝心
32	人参湯 （にんじんとう）	温裏補陽剤	体質虚弱の人、あるいは虚弱により体力低下した人の次の諸症：急性・慢性胃腸カタル、胃アトニー症、胃拡張、悪阻（つわり）、萎縮腎
33	大黄牡丹皮湯 （だいおうぼたんぴとう）	瀉下剤	比較的体力があり、下腹部痛があって、便秘しがちなものの次の諸症：月経不順、月経困難、便秘、痔疾
34	白虎加人参湯 （びゃっこかにんじんとう）	清熱剤	喉の渇き、口渇、ほてりのあるもの
35	四逆散 （しぎゃくさん）	和解剤	比較的体力のあるもので、大柴胡湯証と小柴胡湯証との中間証を表わすものの次の諸症：胆嚢炎、胆石症、胃炎、胃酸過多、胃潰瘍、鼻カタル、気管支炎、神経質、ヒステリー
36	木防已湯 （もくぼういとう）	利水剤	顔色がさえず、咳を伴う呼吸困難があり、心臓下部に緊張圧重感があるものの心臓、あるいは腎臓に基づく疾患、浮腫、心臓性喘息

表 5-4　つづき

番号	処方名	薬効分類	効能または効果
37	半夏白朮天麻湯	利水剤	胃腸虚弱で下肢が冷え、めまい、頭痛などがあるもの
38	当帰四逆加呉茱萸生姜湯	温裏補陽剤	手足の冷えを感じ、下肢が冷えると下肢または下腹部が痛くなりやすいものの次の諸症：しもやけ、頭痛、下腹部痛、腰痛
39	苓桂朮甘湯	利水剤	めまい、ふらつきがあり、または動悸があり尿量が減少するものの次の諸症：神経質、ノイローゼ、めまい、動悸、息切れ、頭痛
40	猪苓湯	清熱剤	尿量減少、小便難、口渇を訴えるものの次の諸症：尿道炎、腎臓炎、腎石症、淋炎、排尿痛、血尿、腰以下の浮腫、残尿感、下痢
41	補中益気湯	補気剤	消化機能が衰え、四肢倦怠感の著しい虚弱体質者の次の諸症：夏やせ、病後の体力増強、結核症、食欲不振、胃下垂、感冒、痔、脱肛、子宮下垂、陰萎、半身不随、多汗症
43	六君子湯	補気剤	胃腸の弱いもので、食欲がなく、みぞおちがつかえ、疲れやすく、貧血性で手足が冷えやすいものの次の諸症：胃炎、胃アトニー、胃下垂、消化不良、食欲不振、胃痛、嘔吐
45	桂枝湯	解表剤	体力が衰えたときの風邪の初期
46	七物降下湯	補血剤	身体虚弱の傾向のあるものの次の諸症：高血圧に伴う随伴症状（のぼせ、肩こり、耳鳴り、頭重）
47	釣藤散	理気剤	慢性に続く頭痛で中年以降、または高血圧の傾向のあるもの
48	十全大補湯	気血双補剤	病後の体力低下、疲労倦怠、食欲不振、寝汗、手足の冷え、貧血
50	荊芥連翹湯	清熱剤	蓄膿症、慢性鼻炎、慢性扁桃炎、にきび
51	潤腸湯	瀉下剤	便秘
52	薏苡仁湯	利水剤	関節痛、筋肉痛
53	疎経活血湯	利水剤	関節痛、神経痛、腰痛、筋肉痛
54	抑肝散	理気剤	虚弱な体質で神経がたかぶるものの次の諸症：神経症、不眠症、小児夜泣き、小児疳症
55	麻杏甘石湯	解表剤	小児ぜんそく、気管支ぜんそく
56	五淋散	清熱剤	頻尿、排尿痛、残尿感
57	温清飲	清熱剤	皮膚の色つやが悪く、のぼせるものに用いる：月経不順、月経困難、血の道症、更年期障害、神経症
58	清上防風湯	湯清熱剤	にきび
59	治頭瘡一方	清熱剤	湿疹、乳幼児の湿疹
60	桂枝加芍薬湯	温裏補陽剤	腹部膨満感のある次の諸症：しぶり腹、腹痛
61	桃核承気湯	駆瘀血剤	比較的体力があり、のぼせて便秘しがちなものの次の諸症：月経不順、月経困難症、月経時や産後の精神不安、腰痛、便秘、高血圧の随伴症状（頭痛、めまい、肩こり）
62	防風通聖散	表裏双解剤	腹部に皮下脂肪が多く、便秘がちなものの次の諸症：高血圧の随伴症状（動悸、肩こり、のぼせ）、肥満症、むくみ、便秘
63	五積散	和解剤	慢性に経過し、症状の激しくない次の諸症：胃腸炎、腰痛、神経痛、関節痛、月経痛、頭痛、冷え症、更年期障害、感冒
64	炙甘草湯	滋陰剤	体力が衰えて、疲れやすいものの動悸、息切れ

第5章　漢方薬の選択方法

31

表 5-4　つづき

番号	処方名	薬効分類	効能または効果
65	帰脾湯（きひとう）	気血双補剤	虚弱体質で血色の悪い人の次の諸症：貧血、不眠症
66	参蘇飲（さんそいん）	表裏双解剤	感冒、咳
67	女神散（にょしんさん）	理気剤	のぼせとめまいのあるものの次の諸症：産前産後の神経症、月経不順、血の道症
68	芍薬甘草湯（しゃくやくかんぞうとう）	和解剤	急激に起こる筋肉の痙攣を伴う疼痛
69	茯苓飲（ぶくりょういん）	利水剤	吐きけや胸やけがあり尿量が減少するものの次の諸症：胃炎、胃アトニー、溜飲
70	香蘇散（こうそさん）	理気剤	胃腸虚弱で神経質な人の風邪の初期
71	四物湯（しもつとう）	補血剤	皮膚が枯燥し、色つやの悪い体質で胃腸障害のない人の次の諸症：産後あるいは流産後の疲労回復、月経不順、冷え症、しもやけ、しみ、血の道症
72	甘麦大棗湯（かんばくたいそうとう）	安神剤	夜泣き、ひきつけ、神経症
73	柴陥湯（さいかんとう）	和解剤	咳、咳による胸痛
74	調胃承気湯（ちょういじょうきとう）	瀉下剤	便秘
75	四君子湯（しくんしとう）	補気剤	痩せて顔色が悪くて、食欲がなく、疲れやすいものの次の諸症：胃腸虚弱、慢性胃炎、胃のもたれ、嘔吐、下痢
76	竜胆瀉肝湯（りゅうたんしゃかんとう）	清熱剤	比較的体力があり、下腹部筋肉が緊張する傾向があるものの次の諸症：排尿痛、残尿感、尿の濁り、帯下
77	芎帰膠艾湯（きゅうききょうがいとう）	補血剤	痔出血
78	麻杏薏甘湯（まきょうよくかんとう）	利水剤	関節痛、神経痛、筋肉痛
79	平胃散（へいいさん）	理気剤	胃がもたれて消化不良の傾向のある次の諸症：急・慢性胃カタル、胃アトニー、消化不良、食欲不振、口内炎
80	柴胡清肝湯（さいこせいかんとう）	清熱剤	かんの強い傾向のある小児の次の諸症：神経症、慢性扁桃腺炎、湿疹
81	二陳湯（にちんとう）	理気剤	嘔気、嘔吐
82	桂枝人参湯（けいしにんじんとう）	温裏補陽剤	胃腸の弱い人の次の諸症：頭痛、動悸、慢性胃腸炎、胃アトニー
83	抑肝散加陳皮半夏（よくかんさんかちんぴはんげ）	理気剤	虚弱な体質で神経がたかぶるものの次の諸症：神経症、不眠症、小児夜泣き、小児疳症
84	大黄甘草湯（だいおうかんぞうとう）	瀉下剤	便秘症
85	神秘湯（しんぴとう）	和解剤	小児ぜんそく、気管支ぜんそく、気管支炎
86	当帰飲子（とうきいんし）	補血剤	冷え症のものの次の諸症：慢性湿疹（分泌物の少ないもの）、かゆみ
87	六味丸（ろくみがん）	滋陰剤	疲れやすくて尿量減少または多尿で、時に口渇があるものの次の諸症：排尿困難、頻尿、むくみ、かゆみ
88	二朮湯（にじゅつとう）	利水剤	五十肩
89	治打撲一方（ぢだぼくいっぽう）	駆瘀血剤	打撲による腫れおよび痛み
90	清肺湯（せいはいとう）	清熱剤	痰の多く出る咳
91	竹茹温胆湯（ちくじょうんたんとう）	和解剤	インフルエンザ、風邪、肺炎などの回復期に熱が長引いたり、また平熱になっても、気分がさっぱりせず、咳や痰が多くて安眠ができないもの
92	滋陰至宝湯（じいんしほうとう）	滋陰剤	虚弱なものの慢性の咳・痰
93	滋陰降火湯（じいんこうかとう）	滋陰剤	喉にうるおいがなく痰が出なくて咳き込むもの

表 5-4　つづき

番号	処方名	薬効分類	効能または効果
95	五虎湯	解表剤	咳、気管支ぜんそく
96	柴朴湯	和解剤	気分がふさいで、咽喉、食道部に異物感があり、時に動悸、めまい、嘔気などを伴う次の諸症：小児ぜんそく、気管支ぜんそく、気管支炎、咳、不安神経症
97	大防風湯	利水剤	関節が腫れて痛み、麻痺、強直して屈伸しがたいものの次の諸症：下肢の関節リウマチ、慢性関節炎、痛風
98	黄耆建中湯	温裏補陽剤	身体虚弱で疲労しやすいものの次の諸症：虚弱体質、病後の衰弱、寝汗
99	小建中湯	温裏補陽剤	体質虚弱で疲労しやすく、血色がすぐれず、腹痛、動悸、手足のほてり、冷え、頻尿および多尿などのいずれかを伴う次の諸症：小児虚弱体質、疲労倦怠、神経質、慢性胃腸炎、小児夜尿症、夜泣き
100	大建中湯	湯温裏補陽剤	腹が冷えて痛み、腹部膨満感のあるもの
101	升麻葛根湯	解表剤	感冒の初期、皮膚炎
102	当帰湯	温裏補陽剤	背中に寒冷をおぼえ、腹部膨満感や腹痛のあるもの
103	酸棗仁湯	安神剤	心身が疲れ弱って眠れないもの
104	辛夷清肺湯	清熱剤	鼻づまり、慢性鼻炎、蓄膿症
105	通導散	駆瘀血剤	比較的体力があり下腹部に圧痛があって便秘しがちなものの次の諸症：月経不順、月経痛、更年期障害、腰痛、便秘、打ち身（打撲）、高血圧の随伴症状（頭痛、めまい、肩こり）
106	温経湯	温裏補陽剤	手足がほてり、唇が乾くものの次の諸症：月経不順、月経困難、こしけ、更年期障害、不眠、神経症、湿疹、足腰の冷え、しもやけ
107	牛車腎気丸	温裏補陽剤	疲れやすくて、四肢が冷えやすく尿量減少または多尿で時に口渇がある次の諸症：下肢痛、腰痛、しびれ、老人のかすみ目、かゆみ、排尿困難、頻尿、むくみ
108	人参養栄湯	気血双補剤	病後の体力低下、疲労倦怠、食欲不振、寝汗、手足の冷え、貧血
109	小柴胡湯加桔梗石膏	和解剤	咽喉が腫れて痛む次の諸症：扁桃炎、扁桃周囲炎
110	立効散	清熱剤	抜歯後の疼痛、歯痛
111	清心蓮子飲	清熱剤	全身倦怠感があり、口や舌が乾き、尿が出しぶるものの次の諸症：残尿感、頻尿、排尿痛
112	猪苓湯合四物湯	清熱剤	皮膚が枯燥し、色つやの悪い体質で胃腸障害のない人の次の諸症：排尿困難、排尿痛、残尿感、頻尿
113	三黄瀉心湯	清熱剤	比較的体力があり、のぼせ気味で顔面が紅潮し、精神不安で、便秘傾向のあるものの次の諸症：高血圧の随伴症状（のぼせ、肩こり、耳鳴り、頭重、不眠、不安）、鼻血、痔出血、便秘、更年期障害、血の道症
114	柴苓湯	和解剤	吐き気、食欲不振、喉の渇き、排尿が少ないなどの次の諸症：水瀉性下痢、急性胃腸炎、暑気あたり、むくみ
115	胃苓湯	理気剤	水瀉性の下痢、嘔吐があり、口渇、尿量減少を伴う次の諸症：食あたり、暑気あたり、冷え腹、急性胃腸炎、腹痛
116	茯苓飲合半夏厚朴湯	利水剤	気分がふさいで、咽喉、食道部に異物感があり、時に動悸、めまい、嘔気、胸やけなどがあり、尿量の減少するものの次の諸症：不安神経症、神経性胃炎、つわり、溜飲、胃炎

第5章　漢方薬の選択方法

表 5-4　つづき

番号	処方名	薬効分類	効能または効果
117	茵蔯五苓散（いんちんごれいさん）	清熱剤	喉が渇いて、尿が少ないものの次の諸症：嘔吐、蕁麻疹、二日酔いのむかつき、むくみ
118	苓姜朮甘湯（りょうきょうじゅつかんとう）	利水剤	腰に冷えと痛みがあって、尿量が多い次の諸症：腰痛、腰の冷え、夜尿症
119	苓甘姜味辛夏仁湯（りょうかんきょうみしんげにんとう）	利水剤	貧血、冷え症で喘鳴を伴う喀痰の多い咳嗽があるもの。気管支炎、気管支喘息、心臓衰弱、腎臓病
120	黄連湯（おうれんとう）	和解剤	胃部の停滞感や重圧感、食欲不振のあるものの次の諸症：口内炎、口臭、舌垢、急性胃炎、二日酔、
121	三物黄芩湯（さんもつおうごんとう）	清熱剤	手足のほてり
122	排膿散及湯（はいのうさんきゅうとう）	清熱剤	患部が発赤、腫脹して疼痛を伴った歯肉炎、化膿症、瘍癤、面疔、その他癰腫症
123	当帰建中湯（とうきけんちゅうとう）	温裏補陽剤	疲労しやすく、血色のすぐれないものの次の諸症：月経痛、下腹部痛、痔、脱肛の痛み
124	川芎茶調散（せんきゅうちゃちょうさん）	解表剤	かぜ、血の道症、頭痛
125	桂枝茯苓丸加薏苡仁（けいしぶくりょうがんかよくいにん）	瘀血剤	比較的体力があり、時に下腹部痛、肩こり、頭重、めまい、のぼせて足冷えなどを訴えるものの次の諸症：月経不順、血の道症、にきび、しみ、手足の荒れ
126	麻子仁丸（ましにんがん）	瀉下剤	便秘
127	麻黄附子細辛湯（まおうぶしさいしんとう）	解表剤	悪寒、微熱、全身倦怠、低血圧で頭痛、めまいがあり、四肢に疼痛冷感があるものの次の諸症：感冒、気管支炎
128	啓脾湯（けいひとう）	補気剤	痩せて、顔色が悪く、食欲がなく、下痢の傾向があるものの次の諸症：胃腸虚弱、慢性胃腸炎、消化不良、下痢
133	大承気湯（だいじょうきとう）	瀉下剤	腹部が硬くつかえて、便秘するもの、あるいは肥満体質で便秘するもの。常習便秘、急性便秘、高血圧、神経症、食あたり
134	桂枝加芍薬大黄湯（けいしかしゃくやくだいおうとう）	瀉下剤	比較的体力のない人で、腹部が膨満、腸内の停滞感あるいは腹痛などを伴なうものの次の諸症：1. 急性腸炎、大腸カタル、2. 常習便秘、宿便、しぶり腹
135	茵蔯蒿湯（いんちんこうとう）	清熱剤	尿量減少、やや便秘がちで比較的体力のあるものの次の諸症：黄疸、肝硬変症、ネフローゼ、蕁麻疹、口内炎
136	清暑益気湯（せいしょえっきとう）	滋陰剤	暑気あたり、暑さによる食欲不振・下痢・全身倦怠、夏痩せ
137	加味帰脾湯（かみきひとう）	気血双補剤	虚弱体質で血色の悪い人の次の諸症：貧血、不眠症、精神不安、神経症
138	桔梗湯（ききょうとう）	清熱剤	咽喉が腫れて痛む次の諸症：扁桃炎、扁桃周囲炎

注）「効能または効果」は、いわゆる適応症を意味していることが多いが、メーカー別に微妙に異なる。また効能または効果は、学術的なものとは異なる問題も含まれていることがあるので注意する。ここでは、日本漢方生薬製剤協会編『医療用漢方製剤 2016―処方の添付文書情報―』および高山宏世編著『漢方の基礎と臨床―病名・症状と常用処方―第 2 版』（日本漢方振興会漢方三考塾）をもとにまとめた。

第6章
付録

1 主な漢方薬と適応症

1 解表剤（表6-1）

　表証を解除する方剤のことで、風寒表証に用いる辛温解表剤と風熱表証に用いる辛涼解表剤がある。

　本書では悪寒、発熱に際して体を温めるなどして発汗を促し解熱させる辛温解表剤を列記する。

表6-1　解表剤

解表剤	適応症・対応疾患	効能・効果	方剤解説
桂枝湯	発熱・悪寒 食欲不振	鎮痛（解表） 清熱 消炎 消化管機能改善	桂枝湯はさまざまな方剤の基本となる。自汗傾向がある太陽病期の感冒症状に効果がある。また、芍薬を増量すると桂枝加芍薬湯となり建中湯類の基本となる。
葛根湯	リンパ節炎 顎関節症 筋肉痛	鎮痛（解表） 清熱 消炎	桂枝湯に、麻黄（エフェドリン）、葛根が入ったもので初期の風邪に用いるが、項部〜頸部の筋痛にも効果がある。緑内障患者、前立腺肥大のあるものには十分注意する。
葛根湯加川芎辛夷	蓄膿症 上顎洞炎 筋肉痛	鎮痛（解表） 清熱 消炎 通鼻	葛根湯に血行を良くする川芎と、通鼻効果のある辛夷を加えたもの。鼻腔、副鼻腔の消炎、排膿作用が強くなる。

② 和解剤（表6-2）

　少陽病期の特徴である寒熱往来などの半表半裏証の症状を改善する方剤や、肝気鬱結やそれによる脾の影響（肝脾不和）を改善する方剤、脾胃（消化器）の調和を図る方剤が存在する。

表6-2　和解剤

和解剤	適応症・対応疾患	効能・効果	方剤解説
小柴胡湯 （しょうさいことう）	リンパ節炎 食欲不振 気鬱	清熱 消炎 消化管機能改善	少陽病期の代表的処方で柴胡・黄芩を含み、解熱、消炎効果がある。口腔内不快感、口苦、食欲不振を認めることがある。炎症性疾患、消化器・肝機能障害など用途は広い。
柴胡桂枝湯 （さいこけいしとう）	三叉神経痛 知覚異常 神経麻痺 口腔異常感症	清熱 消炎 向精神 理気	小柴胡湯と桂枝湯の合方で太陽病期から少陽病期の移行期に用いる。柴胡・芍薬を含み、鎮静、鎮痛作用、自律神経調節作用もあり、芍薬・甘草も含まれることから、カルバマゼピンの代替薬として三叉神経痛に応用される。
柴朴湯 （さいぼくとう）	気鬱 炎症性疾患 食欲不振	清熱 消炎 理気 向精神	小柴胡湯と半夏厚朴湯の合方。体力が中等度で胸脇苦満があり、軽度咳があり、心下部が張って、精神不安を伴う場合に用いる。
柴苓湯 （さいれいとう）	粘膜浮腫 炎症 神経浮腫 リンパ節炎	清熱 消炎 利水	小柴胡湯と五苓散を合方したもの。消炎、利水を目的に用いる。炎症を伴う粘膜浮腫、神経浮腫などに応用できる。
四逆散 （しぎゃくさん）	気鬱 気逆 舌痛症	理気 向精神 消化管機能改善	熱が体内にあって、手足が冷え（熱厥）、動悸があり、咳、下痢などがある場合の処方である。柴胡・芍薬を含み、肝気鬱結によるイライラを鎮め、芍薬・甘草・枳実が中空臓器の過緊張軽減、攣縮を改善し、消化器の機能を回復する作用がある。口腔心身症、非定型顔面痛などに応用される。
芍薬甘草湯 （しゃくやくかんぞうとう）	筋肉痛 顎関節症	鎮痙 鎮痛（解表）	芍薬・甘草の二味よりなり、横紋筋、平滑筋両方の緊張に効果がある。長期連用で甘草が過量になり、偽アルドステロン症、高血圧症などが起こることもあるので短期、屯用での使用を考える。
加味逍遙散 （かみしょうようさん）	気鬱 舌痛症 口腔異常感症	向精神 清熱 利水	肝気鬱結と気虚、血虚の方剤で、体質虚弱で、不眠、不安、易怒性、心気症傾向、痛みが移動性、消化器症状あるような場合に用いる。
半夏瀉心湯 （はんげしゃしんとう）	口内炎 食欲不振 裏熱証	消化管機能改善 清熱 消炎	心下部のつかえ、お腹がゴロゴロする、下痢などの消化管機能低下を改善する。また黄連・黄芩に消炎、精神症状の緩和、止血作用などがある。
黄連湯 （おうれんとう）	口内炎 食欲不振 裏熱（寒）証	消化管機能改善 清熱 消炎	熱虚証用の方剤で、腹痛などの疼痛緩和作用は強いが、自律神経のコントロールは弱い。

③ 表裏双解剤（表6-3）

表と裏に起こる病態を同時に治療する方剤のこと。辛温解表、辛涼解表に働く生薬と清熱、温裏などに働く生薬が配合されている。そのため、表証と裏証の寒熱虚実を見極めることが重要である。

表6-3 表裏双解剤

表裏双解剤	適応症・対応疾患	効能・効果	方剤解説
大柴胡湯 （だいさいことう）	肝機能障害 神経症 ノイローゼ 不眠症	疏肝解鬱 清熱 消炎	裏熱実証で上腹部が張り、のぼせやすく、イライラするものを治す。枳実・芍薬が堅を除き大黄が下して裏の熱をさばく。柴胡・黄芩が清熱、消炎、疏肝に働く。
防風通聖散 （ぼうふうつうしょうさん）	むくみ クインケ浮腫 口腔粘膜浮腫全般	清熱 消炎	脂肪太りで便秘傾向もあり、裏熱実証の動悸、のぼせ、むくみなどに効果がある。やせ薬として有名であるが、薬物性肝障害も起こりうるので長期投与など注意が必要である。
五積散 （ごしゃくさん）	胃腸炎 関節痛 神経痛	解表 散寒 補血 消化管機能改善	裏寒虚証で体内に気、血、痰、寒、食の5種の毒がうっ積した状態を改善する。辛温解表薬と温中散寒薬がバランスよく配合されている。

④ 瀉下剤（表6-4）

裏の熱を下す瀉下剤（峻下剤ともいう）と、陽虚などで腸管のぜん動が低下したものを治す緩下剤がある。本書では瀉下剤の代表方剤を記す。

表6-4 瀉下剤

瀉下剤	適応症・対応疾患	効能・効果	方剤解説
大承気湯 （だいじょうきとう）	便秘 高血圧症 神経症 口腔心身症	順気 通便 瀉下 清熱	陽明病の代表方剤。裏熱実証で心下部の不快感、圧痛と腹部の張りがあるもので便秘、神経症などに効果がある。

⑤ 清熱剤（表6-5）
せいねつざい

体内に生じるさまざまな熱を解消する。実熱は炎症に相当するもので表熱（外表部の熱）、裏熱（深部臓器にこもる熱など）に分かれ、虚熱は体液の損耗による異化作用の亢進、自律神経系などに伴う熱である。石膏・知母、黄連・黄芩、柴胡・黄芩などの組み合わせによる消炎作用や体液の損耗を補うことにより熱をさばく方剤である。

表6-5 清熱剤

清熱剤	適応症・対応疾患	効能・効果	方剤解説
白虎加人参湯 びゃっこかにんじんとう	熱中症（鬱熱） 口腔乾燥症 口内炎	清熱 消炎	知母・石膏が強力に熱を冷まし、抗炎症作用を発揮する。人参、知母は潤性効果がある。
黄連解毒湯 おうれんげどくとう	炎症性疾患 口内炎 イライラ	清熱・消炎、鎮静 止血	比較的体力があり、のぼせ、イライラ、精神不安、みぞおちのつかえ、出血のある場合に用いる。
温清飲 うんせいいん	口内炎 裏熱虚証 血虚	清熱・消炎、補血 滋陰	黄連解毒湯と四物湯の合方で、裏熱虚証の皮膚枯燥、口腔乾燥、粘膜潰瘍、神経症などに用いられる。
桔梗湯 ききょうとう	扁桃炎 舌炎 口内炎	清熱・消炎 排膿（去痰）	桔梗・甘草の二味よりなり、消炎作用は比較的即効性がある。含嗽でも効果が得られる。内服の際は、甘草の過量に注意する。また、成分のプラティコディンに溶血性があるため出血創などある場合は注意が必要である。
茵蔯蒿湯 いんちんこうとう	口内炎 食欲不振 湿熱証	消炎 利胆 瀉下	黄疸の治療で有名だが、黄疸がなくても湿熱、炎症がある場合にも用いる。大黄は瀉下作用がある。
排膿散及湯 はいのうさんきゅうとう	歯周炎 扁桃炎 リンパ節炎	清熱 消炎	皮膚、口腔、咽喉部の化膿性炎症に効果があり、特に硬結を散らす。
立効散 りっこうさん	歯痛 特発性歯痛 口腔顔面痛	鎮痛（解表） 清熱 消炎	細辛に局所麻酔作用、防風、升麻に鎮痛作用、竜胆に抗炎症作用がある。口に含んでゆっくり服用する。

38

6 温裏補陽剤 （表6-6）
おんりほようざい

温熱性の生薬で裏寒を改善し、経脈を温めて陽気を回復させる方剤のこと。消化器系や、呼吸器系、腎系を温め、経絡に作用し、躯幹、四肢の筋肉、関節などの症状を緩和する。滋陰、利水効果などを有するものもある。

表6-6 温裏補陽剤

温裏補陽剤	適応症・対応疾患	効能・効果	方剤解説
小建中湯 しょうけんちゅうとう	食欲不振 疲労倦怠 口内炎	消化管機能改善 補気	桂枝加芍薬湯に膠飴を加えたもので、体質虚弱、腹部軟弱な者の口腔、咽喉部の乾燥にも効果がある。また黄耆を加えた黄耆建中湯は潰瘍、口内炎にも効果がある。
真武湯 しんぶとう	冷え（裏寒） 知覚異常 神経麻痺 三叉神経痛	鎮痙 温裏 利水	新陳代謝が停滞した状態で全身倦怠感、冷えによる体表の水滞、下痢（消化管の水滞）を治す。附子も入っており、鎮痛効果を示す。冷えが強く、補中益気湯や、六君子湯などより体力低下した状態に用いることが多い。
八味地黄丸 はちみじおうがん	冷え 口腔乾燥症 知覚異常 神経麻痺	理気 消化管機能改善 補血	補腎剤のひとつで、腎陽虚による身体機能低下、循環不全などによる虚寒の状態、全身倦怠感、手足のほてり、四肢冷感、口渇、排尿障害などを治す。附子が入っているので過量にならないよう注意が必要。
牛車腎気丸 ごしゃじんきがん	冷え 口腔乾燥症 知覚異常 神経麻痺	補腎 滋陰 利水	八味地黄丸に牛膝、車前子を加え、腎陽虚で水滞を伴うものを治す。抗がん剤の副作用によるしびれの改善にも用いられている。

7 補気剤 （表6-7）
ほきざい

気虚とは全身の機能・代謝・抵抗力などの低下を伴う症候で、一般に元気がない、疲れやすいなどの症状がある。気には腎が司る先天の気と脾胃（消化器系）が司る後天の気がある。

補気剤は主として後天の気を取り入れるところを活性化するので、消化器系に作用する方剤が主となる。

表6-7 補気剤

補気剤	適応症・対応疾患	効能・効果	方剤解説
四君子湯 しくんしとう	食欲不振 気虚	消化管機能改善 補気	気虚に対する代表的漢方で、痩せて食欲がなく、疲れやすいものの消化器症状を改善する。
六君子湯 りっくんしとう	食欲不振 気虚	消化管機能改善 補気	四君子湯に陳皮・半夏が加わったものである。虚証で胃腸虚弱で、胃内停水など痰飲症状の改善に効果がある。
補中益気湯 ほちゅうえっきとう	気虚 疲労倦怠 食欲不振	消化管機能改善 補気	消化機能が衰え、身体虚弱な人（がん既往も含む）の不安、過敏、疼痛に用いる。

8 補血剤（表6-8）

補血剤は血虚を改善するものである。臓腑による血虚には肝血虚、心血虚があり、補血剤としては肝血を補うもの（栄養、滋潤の効能）と心血を補うもの（精神安定、催眠の効能）がある。また、生薬構成で補気効果を併せて有する方剤もある。

表6-8　補血剤

補血剤	適応症・対応疾患	効能・効果	方剤解説
四物湯	血虚 末梢循環不全（瘀血）	補血 滋陰	血虚に対する基本方剤で、皮膚枯燥（口唇の荒れを含む）、貧血などに効果がある。合方としても用いられる。
芎帰膠艾湯	血虚 出血	補血 止血	四物湯に止血効果のある阿膠、艾葉が入った方剤で、裏寒虚証で血虚の病態に用いる。特に下半身からの出血を止める。

9 気血双補剤（表6-9）

気血両虚とは、気虚と血虚の病態が同時に存在するもので、物質的、機能的低下が顕著になった状態である。この状態を改善するのが気血双補剤である。なお、血虚は気虚に付随して発生するので、治療の流れとしては補気を主体とする。

また、心血虚があると精神神経症状が出やすくなるため、それらに対応する生薬を含むものもある。

表6-9　気血双補剤

気血双補剤	適応症・対応疾患	効能・効果	方剤解説
十全大補湯	気虚 血虚 疲労倦怠	補気 補血 消化管機能改善	四物湯・四君子湯ベースで、造血、活血作用、消化吸収能を上げ補気する効果が高く、これに補薬の長である、黄耆、抗炎症作用、気を巡らす作用の桂皮が入っており気血両虚を治す。
人参養栄湯	気虚 血虚 疲労倦怠	補気 補血 向精神作用	十全大補湯から川芎をとり、五味子、遠志、陳皮を加えたものである。気血両虚に効果があり、遠志は脳腸相関にも関与し、肺・大腸系、心・小腸系に効果を及ぼす。
加味帰脾湯	気虚 気鬱 食欲不振	補気 滋陰 向精神作用	心・脾の虚に、ほてりやイライラなど肝熱が加わったものに用いる。血虚に効果があるほか、酸棗仁、遠志、竜眼肉が入ることにより不眠傾向、精神不安にも効果がある。帰脾湯がベースで柴胡、山梔子が加えてある。

⑩ 滋陰剤（表6-10）
じいんざい

陰液は五臓に存在しており、この不足が陰虚の病態に関わっていく。

肺・脾胃の陰虚では、主として脱水の抑制、気道粘膜、胃粘膜の滋潤、分泌を高める方剤を用いる。

心・肝・腎の陰虚では栄養、滋養を支え、清熱作用による異化作用の亢進抑制に働く方剤が用いられる。

表6-10　滋陰剤

滋陰剤	適応症・対応疾患	効能・効果	方剤解説
六味丸 ろくみがん	ほてり 熱感 口腔乾燥症 知覚異常・神経麻痺	補腎・滋陰 清熱 消炎 利水	八味地黄丸から桂枝・附子を除いたもので、腎陰虚、虚熱の症状（腰から下の脱力感、易疲労、口渇、両手・両足・胸中のほてり〈五心煩熱〉、熱感、耳鳴り、頭重、イライラなど）を治す。口腔乾燥症での八味地黄丸、六味丸の使い分けに注意が必要である。
滋陰降火湯 じいんこうかとう	気虚 血虚 疲労倦怠	清熱 消炎 滋陰	頑固な咳、粘稠な痰などあり、体液損耗（陰虚）し肺熱あり、口腔乾燥する者に効果がある。地黄、麦門冬、天門冬に補陰清熱効果があり、潤性、清熱の生薬が多い。
滋陰至宝湯 じいんしほうとう	舌痛症 気鬱 口腔乾燥症	排膿（去痰） 滋陰 向精神作用	肝気鬱結、血虚、脾虚に効果のある逍遥散がベースにあり、慢性咳嗽に効果ある。口腔乾燥感、舌痛症などにも効果がある。
麦門冬湯 ばくもんどうとう	咳・気管支炎 咽喉乾燥感 口腔乾燥症	排膿（去痰） 滋陰	もともとは乾性咳嗽に用いられる方剤で、粘膜の乾燥を改善することから、口腔乾燥症にも用いられる。君薬の麦門冬に陰を補い、虚火を下し、体液の損耗を改善する効果がある。
清暑益気湯 せいしょえっきとう	疲労倦怠 食欲不振 口腔乾燥症	補気 滋陰 清熱 消炎	夏バテの薬として有名だが、人参・麦門冬・五味子を含むことから生脈散の方意が含まれる。舌が赤く乾くなど気陰両虚にも効果がある。全身倦怠、食欲不振、口腔、咽喉部乾燥感にも効果的である。

11 理気剤 (表6-11)

　恐怖や悲しみによる気の低下や気鬱（気持ちの落ち込み、停滞感、閉塞感など）、怒りによる気の上昇、気逆（のぼせ、神経過敏、発作的動悸）などの症状に対して、自律神経系へ作用したり、各臓器の機能を改善したりすることで緩和し、気の巡りを正す方剤である。

表6-11　理気剤

理気剤	適応症・対応疾患	効能・効果	方剤解説
半夏厚朴湯	気鬱 口腔異常感症	消化管機能改善 清熱、消炎	代表的な理気剤で、のどが塞がるような感じ（梅核気）、胸がつまる感じなど咽喉、食道部の異物感を訴え、神経質、不安神経症傾向のあるものに用いる。舌痛症、口腔内異常感症などにも効果があり、痰涎を除くので唾液分泌過多を訴えるものにも用いられる。
香蘇散	舌痛症 口腔異常感症	鎮痛 向精神作用 消化管機能改善	気鬱、気滞、神経質な状態で頭重、めまいなどがあるときに用いる。加味逍遙散と合方されることがある。
平胃散	食欲不振 口内炎 湿性下痢	消化管機能改善 鎮痛・鎮痙 止痢	消化管の水をさばき、消化器症状を軽減する。生薬の蒼朮、陳皮に消化管のぜん動運動を改善する効果がある。口内炎の治療にも用いられる。
抑肝散	気鬱 気逆 口腔顔面痛	理気 補血	体力が中等度で、肝気が鬱結し、神経過敏、興奮しやすい、怒り、不安、小児の疳症、歯ぎしりなどに用いる。
抑肝散加陳皮半夏	気鬱 気逆 口腔顔面痛	理気 補血 消化管機能改善	体力が中等度で、肝気が鬱結し、神経過敏、興奮しやすい、怒り、不安、小児の疳症、歯ぎしりなどに用いる。また、消化管の状態を改善し、気を巡らす。

12 安神剤（表6-12）

精神安定、鎮静を目的とする方剤で、舌痛症、口腔内灼熱症候群、持続性特発性顔面痛などでもしばしば使用される。竜骨、牡蛎は心血虚にみられる興奮を鎮める働きがあり、茯苓、大棗、遠志などは「驚きやすい」などにも効果がある。

表6-12　安神剤

安神剤	適応症・対応疾患	効能・効果	方剤解説
甘麦大棗湯	口腔異常感症 特発性歯痛 気逆	鎮静 向精神作用	鎮痙・鎮痛、抗痙攣作用、抗ヒステリー作用があり、興奮状態や神経過敏の状態に効果がある。舌痛症、口腔心身症などでもしばしば用いられる。
柴胡加竜骨牡蛎湯	気鬱 気逆 舌痛症	鎮静 向精神作用	比較的体力があり、不眠、怒り、過敏、易怒性で神経症傾向のものに用いる。
桂枝加竜骨牡蛎湯	虚証 舌痛症 口腔異常感症	鎮静 向精神作用	桂枝湯に竜骨・牡蛎を加えたものである。裏寒虚証で体力が衰えているものの、不眠、神経衰弱に用いる。虚証の心因性疼痛で使用することが考えられる。

13 利水剤（表6-13）

水滞とは体液成分（水、栄養成分、電解質など）が、うまく生体内で運行されず、貯留した状態である。利水剤は全身の水分代謝、関節部の炎症、浮腫、消化管の湿、組織液など体液の偏りを制御する。茯苓、朮、沢瀉、猪苓など水の偏在をコントロール（利水）するもの、半夏、陳皮、厚朴、乾姜など臓器の湿を乾かす作用のあるような生薬類が含まれている。

表6-13　利水剤

利水剤	適応症・対応疾患	効能・効果	方剤解説
五苓散	水滞 口腔乾燥症 口腔異常感症	利水	利水効果のある生薬が4種入っており、朮がアクアポリンに作用する。また桂枝はサイトカイン過剰産生を抑制し、抗炎症作用をもつ。
苓桂朮甘湯	気鬱 水滞 口腔異常感症	利水 向精神作用	桂枝・茯苓・甘草に鎮静効果があり、気逆を改善する。また、利水効果もある。
当帰芍薬散	末梢循環不全(瘀血) 水滞 血虚	補血 利水 駆瘀血	四物湯ベースと五苓散ベースの合方で、顔色が悪く冷え性で、貧血傾向のものの血虚・循環改善作用と浮腫軽減、利水効果の両方を示す。
桂枝加朮附湯	三叉神経痛 冷え 顎関節症	温裏 鎮痛（解表）	関節痛、神経痛の適応があり、湿、寒、しびれて痛む状況に効果的である。附子が入っている。
薏苡仁湯	筋肉痛 関節痛 顎関節症	発汗解表 散寒 止痛 利水 祛湿	関節、軟部組織の滲出液の停滞を改善し、筋緊張の緩和、循環障害を改善する。

14 駆瘀血剤（表6-14）

血の異常のうち、血の滞りのことを瘀血という。月経前後、更年期などで起こるものや、打撲や痔疾などのうっ血状態も瘀血である。また、発熱時に瘀血が関与すると精神神経症状が強く出たり、出血する場合がある。この瘀血病態を改善するのが駆瘀血剤である。

表6-14　駆瘀血剤

駆瘀血剤	適応症・対応疾患	効能・効果	方剤解説
桂枝茯苓丸	末梢循環不全（瘀血） 打撲 歯痛	清熱 消炎 駆瘀血	駆瘀血作用（循環改善）、鎮痙鎮痛、消炎作用があり、打撲の適応がある。
治打撲一方	末梢循環不全（瘀血） 打撲 顎関節症	清熱 消炎 駆瘀血 鎮痛（解表）	君薬の川骨、樸樕に内出血吸収、組織修復、消炎、止血効果があり、打撲以外に、外傷や術後の発症の筋痛、腫脹にも効果がある。
桃核承気湯	月経不順 精神不安 頭痛 めまい 肩こり	駆瘀血 清熱	調胃承気湯に、桃仁と桂枝を加えた処方である。瘀血病態の慢性便秘、頭痛、歯痛なども改善する。

2 生薬別の作用

主たる生薬を列記し、主な適応・用途ならびに歯科臨床でみかけることの多い生薬が含まれる漢方方剤を**表6-15**に記した。

なお、英語論文などで生薬名を記載する際は基原植物まで記載を求められることがあるため、注意が必要である。**表6-16**に主たる生薬名、基原植物名、含有する漢方方剤を記したので参照されたい。

表6-15　主な生薬とその用途、代表的な漢方方剤名

生薬	よみがな	主な用途・適応	方剤例
茵蔯蒿	いんちんこう	利胆・利尿・解熱	茵蔯蒿湯
黄耆	おうぎ	強壮・利尿・消炎	補中益気湯
黄芩	おうごん	消炎・抗菌・健胃	半夏瀉心湯
黄連	おうれん	精神安定・抗菌・健胃	黄連湯
遠志	おんじ	鎮静・脳腸相関	人参養栄湯
葛根	かっこん	解熱・鎮痙・消炎・発汗	葛根湯
乾姜	かんきょう	温補・散寒・鎮吐・強心・消炎	半夏瀉心湯
甘草	かんぞう	消炎・抗潰瘍・肝機能改善	芍薬甘草湯
桔梗	ききょう	排膿、消炎、去痰	桔梗湯
枳実	きじつ	健胃	四逆散

表6-15　つづき

生薬	よみがな	主な用途・適応	方剤例
甘草	かんぞう	消炎・抗潰瘍・肝機能改善	芍薬甘草湯
桔梗	ききょう	排膿、消炎、去痰	桔梗湯
枳実	きじつ	堅実したうっ滞の緩快	排膿散及湯
荊芥	けいがい	解熱・鎮痛・発汗	荊芥連翹湯
桂皮・桂枝	けいひ・けいし	健胃・解熱・発汗・鎮痛	桂枝湯
粳米	こうべい	養胃健脾	白虎加人参湯
厚朴	こうぼく	抗痙攣・消炎・抗不安	半夏厚朴湯
牛膝	ごしつ	通経・利尿	牛車腎気丸
呉茱萸	ごしゅゆ	循環改善・鎮痛・体温上昇	呉茱萸湯
五味子	ごみし	鎮咳・鎮痛・抗アレルギー	清暑益気湯
柴胡	さいこ	解熱・消炎・鎮静・肝機能改善	小柴胡湯
細辛	さいしん	鎮痛・抗アレルギー・鎮咳	立効散
山梔子	さんしし	消炎・利胆・鎮痛	加味逍遙散
山椒	さんしょう	健胃・抗菌・駆虫	大建中湯
山薬	さんやく	強壮・抗炎症	六味丸
地黄	じおう	補血・強壮・利尿	八味地黄丸
芍薬	しゃくやく	鎮痛・鎮痙・消化機能改善	当帰芍薬散
車前子	しゃぜんし	消炎・利尿・去痰	牛車腎気丸
生姜	しょうきょう	発表・散寒・鎮吐・鎮痛・健胃	小柴胡湯
升麻	しょうま	鎮痛・消炎・発汗	補中益気湯
石膏	せっこう	止渇・解熱	白虎加人参湯
川骨	せんこつ	鎮痛・消炎・組織修復	治打撲一方
蒼朮	そうじゅつ	利尿・消化機能改善・消炎	六君子湯
川芎	せんきゅう	鎮静・循環改善・補血	四物湯
蘇葉	そよう	鎮静・健胃・抗菌	半夏厚朴湯
大黄	だいおう	瀉下・抗菌・鎮静・抗炎症	茵蔯蒿湯
大棗	たいそう	健胃・消化・強壮	半夏瀉心湯
沢瀉	たくしゃ	利水・止渇・めまい止め	五苓散
知母	ちも	解熱・鎮静・消炎	白虎加人参湯
猪苓	ちょれい	利尿・消炎	五苓散
陳皮	ちんぴ	消化機能改善・消炎	六君子湯
当帰	とうき	補血・消炎・鎮痛	当帰芍薬散
桃仁	とうにん	消炎・鎮痛・瀉下	桃核承気湯
人参	にんじん	滋養・強壮・健胃・抗炎症	人参養栄湯
麦門冬	ばくもんどう	鎮咳・去痰・消炎・補陰	麦門冬湯
薄荷	はっか	健胃・鎮痛・消炎	加味逍遙散
半夏	はんげ	鎮吐・去痰・抗炎症	柴朴湯
白朮	びゃくじゅつ	利尿・消化機能改善・消炎	四君子湯
茯苓	ぶくりょう	利水・利尿・めまい止め・鎮痛	桂枝茯苓丸
附子	ぶし	強心・鎮痛・利尿	桂枝加朮附湯
防已	ぼうい	抗炎症・抗アレルギー・鎮痛	防己黄耆湯
牡丹皮	ぼたんぴ	鎮痙・消炎・通経	桂枝茯苓丸
牡蛎	ぼれい	鎮静	柴胡加竜骨牡蛎湯

表6-15　つづき

生薬	よみがな	主な用途・適応	方剤例
麻黄	まおう	中枢興奮・解熱・鎮咳・消炎	麻黄湯
薏苡仁	よくいにん	抗疣贅・抗炎症・利水・鎮痛	薏苡仁湯
竜骨	りゅうこつ	鎮静	桂枝加竜骨牡蛎湯
竜胆	りゅうたん	健胃・解熱	立効散
連翹	れんぎょう	消炎・抗菌・抗アレルギー	荊芥連翹湯

表6-16　主な生薬、その基原植物、学術名、代表的な漢方方剤名

Crude drug（生薬）	Species and variety（基原植物＊・学術名）	生薬を含む主な漢方薬
Angelicae Actilobae Radix（当帰）	Angelicae Actiloba Kitagawa, A.actiloba Kitagawa var. sugiyamae Hikino	当帰芍薬散、四物湯、補中益気湯
Anemarrhenae Rhizome（知母）	Anemarrhena asphodeloides Bunge	白虎加人参湯
Asiasari Radix（細辛）	Asiasarum sieboldii F. Maekawa, A. heterotropoides F. Maekawa var. mandshuricum F. Maekawa（Aristolochiaceae）	立効散
Astragali Radix（黄耆）	Astragalus membranaceus Bunge, A.mongholicus Bunge（Leguminosae）	補中益気湯、十全大補湯人参養栄湯
Atractylodis（Lanceae）Rhizoma 白朮（蒼朮）	Atractylodes japonica Koidzumi ex Kitamura, A. macrocephala Koidzumi（A.ovata De Candolle）（Compositae）A.lancea De Candolle, A.chinensis Koidzumi	桂枝加朮附湯、六君子湯当帰芍薬散
Bupleuri Radix（柴胡）	Bupleurum falcatum Linné	小柴胡湯、柴胡桂枝湯
Citrus Unshiu Peel（陳皮）	Citrus unshiu Marcowicz, C.reticulata Blanco（Rutaceae）	六君子湯、抑肝散加陳皮半夏補中益気湯
Cimicifugae Rhizoma（升麻）	Cimicifuga simplex Turczaninow, C. dahurica Maximowicz, C. foetida Linné, C, heracleifolia Komarov（Ranunculaceae）	補中益気湯、立効散
Cinnamomi Cortex（桂皮）	Cinnamomum cassia Blume（Lauraceae）	桂枝湯、黄連湯、桂枝加朮附湯
Coptis Rhizome（黄連）	Coptis Japonica Makino	黄連解毒湯
Cnidii Rhizoma（川芎）	Cnidium offinale Makino	当帰芍薬散、抑肝散
Gardeniae Fructus（山梔子）	Gardenia jasminoides J.Ellis	加味逍遙散、茵蔯蒿湯
Gentinae Scabrae Radix（竜胆）	Gentiana scabra Bunge, G. manshurica Kitagawa, G.triflora Pallas（Gentianaceae）	立効散、竜胆瀉肝湯
Ginseng Radix（人参）	Panax ginseng C. A. Meyer	白虎加人参湯、人参養栄湯
Glycyrrhiza（甘草）	Glycyrrhiza uralensis Fischer	芍薬甘草湯
Magnoliae Cortex（厚朴）	Magnolia obovata Thunberg（M.hypoleuca Siebold et Zuccarini）, M. officinalis Rehder et Wilson, M. officinalis Rehder et Wilson var. biloba Rehder et Wilson（Magnoliaceae）	柴朴湯、半夏厚朴湯、平胃散
Menthae Herba（薄荷）	Mentha arvensis Linné var. piperascens Malinvaud（Labiatae）	加味逍遙散
Moutan Cortex（牡丹皮）	Paeonia suffruticosa Andrews	加味逍遙散、桂枝茯苓丸
Ophiopogon Radix（麦門冬）	Ophiopogon japonicus Ker-Gawler（Liliaceae）	麦門冬湯

表 6-16 つづき

Crude drug（生薬）	Species and variety（基原植物＊・学術名）	生薬を含む主な漢方薬
Paeoniae Radix（芍薬）	*Paeonia lactiflora Pallas（Paeoniaceae）*	芍薬甘草湯、当帰芍薬散
Perillae Herba（紫蘇葉）	*Perilla frutescens Britton var. crispa W. Deane（Labiatae）*	半夏厚朴湯、香蘇散
Phellodendri Cortex（黄柏）	*Phellodendron amurense Ruprecht, P. chinense Schneider（Rutaceae）*	黄連解毒湯
Pinelliae Tuber（半夏）	*Pinellia ternata Breitenbach（Araceae）*	半夏瀉心湯、半夏厚朴湯、六君子湯
Platycodi Radix（桔梗）	*Platycodon grandiflorum A. De Candolle（Campanulaceae）*	桔梗湯
Aconiti Radix Processa（附子）	*Aconitum carmichaeli Debeaux, A. japonicum Thunberg*	桂枝加朮附湯、八味地黄丸 牛車腎気丸
Rhemanniae Radix（地黄）	*Rehmannia glutinosa Liboschitz var. purpurea Makino, R. glutinosa Liboschitz（Scrophulariaceae）*	八味地黄丸、十全大補湯
Saposhnikoviae Radix（防風）	*Saposhnikovia divaricata Schischkin（Umbelliferae）*	立効散、防風通聖散
Uncariae Uncis cum Ramulus（Uncaria Hook）（釣藤鈎）	*Uncaria rhynchophylla Miquel, U. sinensis Haviland, U. macrophylla Wallich（Rubiaceae）*	釣藤散、抑肝散 抑肝散加陳皮半夏
Zingiberis Rhizoma（生姜・乾姜）	*Zingiber officinale Roscoe（Zingiberaceae）*	小青竜湯(乾姜)、温経湯(生姜)
Zizyphi Fructus（Jujube）（大棗）	*Zizyphus jujuba Miller var. inermis Rehder（Rhamnaceae）*	半夏瀉心湯、黄連湯 甘麦大棗湯

＊ 基原植物名は『日本薬局方 17』英語版（The Japanese Pharmacopoeia 17th edition）による。

③ 効能別にみた漢方

生薬の組み合わせによる効能・効果を**表 6-17** に示す。漢方薬を理解するには**表 6-15** の生薬個別の働きを理解するだけでなく、2 つの生薬の組み合わせを知っておくことが必要である。さらに、この生薬の組み合わせが漢方の因数分解の項の理解に必要となる。

桂枝湯に生薬を組み合わせた方剤を**図 6-1** に示す。桂枝湯に生薬を組み合わせるパターンの理解は漢方学習に重要である。

表 6-17　生薬の組み合わせによる効能・効果

生薬の作用	効果	生薬	方剤名
消炎解熱作用	強い消炎解熱効果	石膏－知母	白虎加人参湯
	中等度の消炎解熱効果	黄連－黄芩	半夏瀉心湯（黄連解毒湯、温清飲など）
	少陽病期の消炎・解熱、和解作用	柴胡－黄芩	（小柴胡湯など柴胡剤）
発汗解表作用	鎮痛効果	麻黄－桂枝	葛根湯（麻黄湯など）
利水作用（水毒を改善）	過剰な水分を血中に吸収して利尿	朮－茯苓	五苓散（当帰芍薬散、苓桂朮甘湯など）
	血中の水分を尿として排出	猪苓－沢瀉	五苓散
鎮痙鎮痛作用	緩急止痛作用	芍薬－甘草	（芍薬甘草湯）
消化管の機能異常の改善作用	止嘔、制吐作用	半夏－乾姜（生姜）	半夏瀉心湯・黄連湯（半夏厚朴湯、六君子湯など）
消化管の機能異常の改善作用	理気作用（中腔臓器の機能改善）	枳実－芍薬	排膿散及湯（四逆散など）
	食道、腸管、気管支筋の痙攣改善	半夏－厚朴	（半夏厚朴湯）
向精神作用	精神安定化作用（イライラ、緊張改善）	柴胡－芍薬（甘草）	（加味逍遥散、四逆散など）
	鎮静作用（易怒、興奮を抑える）	黄連－黄芩	半夏瀉心湯（黄連解毒湯など）
	鎮静作用（不眠の改善）	柴胡－釣藤鈎	抑肝散（抑肝散加陳皮半夏）
	抗不安作用	桂枝－甘草（茯苓、牡蠣）	（苓桂朮甘湯、柴胡加竜骨牡蠣湯、桂枝加竜骨牡蠣湯など）
	抗鬱作用	香附子－紫蘇葉（厚朴）	（半夏厚朴湯、香蘇散）
鎮咳、去痰作用	去痰排膿作用	桔梗－甘草	排膿散及湯（桔梗湯）
止血作用	血虚（静脈性出血）	地黄－芍薬	（四物湯、十全大補湯など）
	消炎止血作用（動脈性出血）	黄連－黄芩	半夏瀉心湯（黄連解毒湯）
	静脈性うっ血による出血	桃仁－牡丹皮	（桂枝茯苓丸、桃核承気湯など）
降圧作用	若年型高血圧症	黄連－黄芩	半夏瀉心湯（黄連解毒湯）
補気作用（気虚の治療）	消化吸収能、エネルギー代謝改善作用	人参、甘草、朮、茯苓	（四君子湯、六君子湯、補中益気湯、十全大補湯など）
補血作用（血虚の治療）	造血、老化防止、消炎止血作用	当帰、芍薬、川芎、地黄	（四物湯、十全大補湯、温清飲など）
補陰（老人性口渇を含む）	陰虚（血虚＋熱）の改善	地黄、山茱萸、牡丹皮	（六味丸、八味地黄丸）
補陽	陽虚（気虚＋寒）の改善	四君子湯＋乾姜、附子、肉桂	（附子理中湯、真武湯など）

48

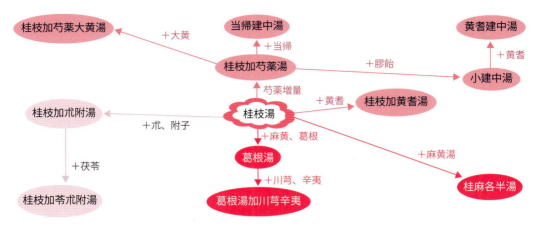

図 6-1　生薬の組み合わせによる桂枝湯からの発展

4 漢方を因数分解する

　漢方薬は生薬の組み合わせ（いわゆるレシピ）で薬の性質、効果が決定される。生薬の組み合わせ方によって薬の効く方向性が変わるが、この方向性を方剤ベクトルとよぶ。
　たとえば白虎加人参湯では、石膏＋知母という強力に熱を冷ます生薬の組み合わせがあることから基本的に清熱のベクトルが働くが、これと同時に人参が陰液を生じ煩渇を抑える効果をもち、粳米、甘草にも止渇効果があることで滋陰作用のある生薬構成にもなっているため、身体の熱を冷まし、潤いをもたせるという方剤ベクトルが完成する。
　このことから、白虎加人参湯は口腔乾燥症に用いられるが、方剤ベクトルから考えると冷えのある患者には使わないほうが無難な薬となる。
　つまり、生薬の組み合わせがどのような効果をもつのかを十分に理解することが重要である。組み合わせ（レシピ）をひとつの因数と考えると、漢方薬はいくつかの因数の組み合わせによって成立しているので、それらを因数に分解することで漢方薬の効能・効果への理解が深まりやすくなる。
　いくつかの漢方薬を例にとって、それぞれの因数に分解して方剤解説を行う。
　漢方における因数としては表 6-17 に示した 2 種類の生薬の組み合わせが基本となるが、そのほかに基本となる処方や薬の発展形というものも存在している（図 6-1）。
　四物湯は活血、造血・補血の基本処方で当帰、芍薬、川芎、地黄の 4 生薬で構成される。この 4 生薬もしくは 2〜3 生薬を含む物は、活血、造血・補血能を有するととらえてよいので、四物湯は活血、造血・補血の因数と考えられる。
　五苓散は茯苓、沢瀉、朮、猪苓、桂枝で構成されるが、茯苓、沢瀉、朮、猪苓は、身体の中の水のバランスをコントロールして利水剤として働く。また、桂枝が入っていることより気の巡りを上げたり、気を発散しやすくする、軽度の抗炎症作用も有している。
　つまり、五苓散は身体の中の不要な水分を除き、アクアポリンにも作用することから必要な水を残し、軽度の抗炎症作用もあるので、口腔乾燥症のほか、浮腫にも用いることが可能な水バラ

ンスをコントロールしてくれる因数をもっている方剤となる。

❶ 当帰芍薬散の因数分解（図6-2）

　当帰芍薬散の生薬構成は当帰、芍薬、川芎、茯苓、沢瀉、朮である。これを先ほどのように因数分解すると、当帰、芍薬、川芎は活血、造血・補血能を有する因数で、茯苓、沢瀉、朮は利水効果を有する因数となる。よって、当帰芍薬散は活血、造血・補血および利水効果を併せ持つ方剤と理解できる。

❷ 半夏瀉心湯、黄連湯、小柴胡湯の因数分解（図6-2）

　半夏瀉心湯、黄連湯はもともと消化管で寒熱の争っている状態を和解する脾胃調和の薬で、胃腸障害、下痢などに効果がある。漢方医学では口内炎は消化管の熱によって発生すると考えられており、消化管をコントロールすることが口内炎の治療につながると考えられている。

　他方、胃腸障害の治療用漢方薬の基本となる漢方方剤は四君子湯である。四君子湯は人参、甘草、大棗、生姜、朮、茯苓からなり、消化管の働きを促進し補気作用を司る。この四君子湯に消化管（特に胃内）の水をさばく効果のある「半夏」と消化管のぜん動運動を活発にする「陳皮」を加えると六君子湯になる。この四君子湯、六君子湯をベースに小柴胡湯、半夏瀉心湯、黄連湯を因数に分けて考えてみる。

　図6-2のように、四君子湯、六君子湯に含まれる人参、甘草、大棗、生姜は、小柴胡湯にも含まれ、さらに半夏が加わっている。そのなかの大棗・生姜は脾胃の機能を補い、保護をする。

　人参・甘草は脾胃の気虚を整える作用があり、生姜・半夏は嘔気、胃の水分停滞を改善し、胃の機能を整える。小柴胡湯はこれら消化管に作用する生薬群に柴胡・黄芩が加わったものである。柴胡・黄芩は少陽病期の往来寒熱、胸脇苦満、口苦、咽乾などを鎮める作用をもっている。この小柴胡湯の消化管に作用する生薬群のうち、生姜を乾姜に変更し、腹部を温める作用を加え、柴胡を黄連に替えたものが半夏瀉心湯、さらに黄芩を桂皮に替えたものが黄連湯の構成生薬となる。

　つまり、半夏瀉心湯、黄連湯はともに人参、甘草、乾姜、大棗、半夏の部分は四君子湯、六君子湯をベースにした方剤と考えられ、胃腸障害をコントロールする因数が含まれていることになる。

　そのために、半夏瀉心湯と黄連湯の大きな違いは、黄連、黄芩の組み合わせと黄連、桂皮の組み合わせの違いといえる。黄連、黄芩は熱を冷まし、中等度の抗炎症作用をもち、精神安定作用、止血作用がある。黄連、桂皮は黄連の抗炎症作用のほか、桂皮が乾姜とともに腹部を温めることから、黄連の冷やす作用を緩和するため、半夏瀉心湯よりお腹の冷えた状態の患者に有効となり使い分けが出てくる。

　口内炎でも患者の全身状態に合わせて薬を選択していくことが重要となる。

❸ 十全大補湯の因数分解（図6-2）

　十全大補湯の構成生薬は、黄耆、桂皮、人参、茯苓、甘草、朮、当帰、芍薬、川芎、地黄である。今までの解説から、この生薬構成は活血、造血・補血作用のある四物湯（当帰、芍薬、川芎、地黄）という因数と、消化吸収機能を上げ、補気作用に関わる四君子湯の構成成分（人

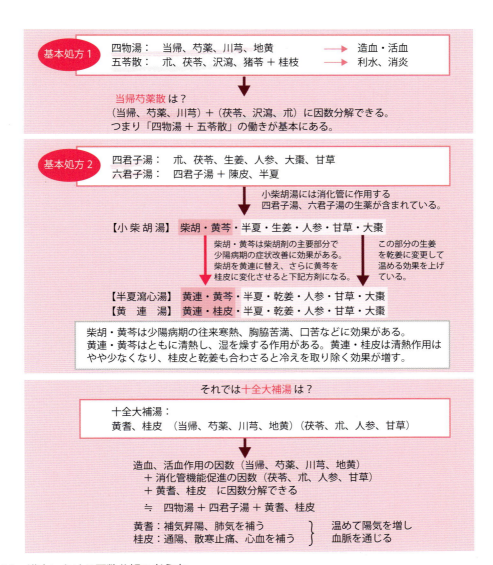

図 6-2　漢方における因数分解の考え方

参、茯苓、甘草、朮、）という因数が入っていることがわかる。また、黄耆は滋養強壮作用があり、黄耆、桂枝で温補し気を増す作用、血流を支える作用がある。
　つまり、十全大補湯は補気、補血の2つの因数を併せ持つ生薬構成であることがわかる。

　このように漢方薬の生薬構成はいくつかの因数が組み合わされているので、それらの因数に分解できるようになると、それぞれの漢方方剤の基本を理解することが可能となる。

⑤ 医療保険と歯科疾患

医療保険に適応のある漢方製剤の添付文書から、効能・効果および関連する病名について**表6-18**に示す。

表6-18 効能・効果からみた歯科疾患に対する漢方製剤（医療用）

効能・効果[1]	医療用漢方方剤[2]	関連する病名[備考]
抜歯後の疼痛、歯痛	ツムラ立効散（TJ110）	＊口に含んで服用すると効果的
口内炎	ツムラ半夏瀉心湯（TJ14）＋他社 ツムラ茵蔯蒿湯（TJ135）＋他社 ツムラ黄連湯（TJ120）＋他社 コタロー平胃散（N79）	口内炎 再発性アフタ、潰瘍性口内炎など
口渇	ツムラ白虎加人参湯（TJ-34）＋他社	口腔乾燥症
口渇（使用目標）	ツムラ五苓散（TJ17）＋他社	
咽喉の乾燥感（使用目標）	ツムラ麦門冬湯（TJ29）＋他社	
喉に潤いがない	ツムラ滋陰降火湯（TJ93）＋他社	
筋肉痛	ツムラ薏苡仁湯（TJ52）＋他社 ツムラ疎経活血湯（TJ53）＋他社 ツムラ芍薬甘草湯（TJ68）＋他社 ツムラ麻杏薏甘湯（TJ78）＋他社 クラシエ葛根湯（EK1）	顎関節症 口腔・顎顔面領域の筋肉痛
神経痛	ツムラ桂枝加朮附湯（TJ18）＋他社 ツムラ疎経活血湯（TJ53）＋他社 ツムラ五積散（TJ63）＋他社 ツムラ麻杏薏甘湯（TJ78）＋他社 コタロー桂枝湯（N45） コタロー八味丸料（N7） コタロー葛根湯（N1）	三叉神経痛 口腔・顎顔面領域の神経痛
神経痛（上半身）	ツムラ葛根湯（TJ1）＋他社	口腔・顎顔面領域の神経痛
しびれ	ツムラ牛車腎気丸（TJ107）＋他社	口腔・顎顔面領域のしびれ
関節痛	ツムラ桂枝加朮附湯（TJ18）＋他社 ツムラ薏苡仁湯（TJ52）＋他社 ツムラ疎経活血湯（TJ53）＋他社 ツムラ五積散（TJ63）＋他社 ツムラ芍薬甘草湯（TJ68）＋他社 ツムラ麻杏薏甘湯（TJ78）＋他社	顎関節症
蓄膿症	ツムラ葛根湯加川芎辛夷（TJ2）＋他社 コタロー辛夷清肺湯（N104）	上顎洞炎
打撲による腫れおよび痛み	ツムラ治打撲一方（TJ89）＋他社	口腔・顎顔面領域の打撲症
浮腫	ツムラ五苓散（TJ17）＋他社 ツムラ防已黄耆湯（TJ20）＋他社 ツムラ木防已湯（TJ36）＋他社	クインケ浮腫 口腔領域の浮腫
むくみ	ツムラ防風通聖散（TJ62）＋他社 ツムラ六味丸（TJ87）＋他社 ツムラ牛車腎気丸（TJ107）＋他社 ツムラ柴苓湯（TJ114）＋他社 ツムラ茵蔯五苓散（TJ117）＋他社	クインケ浮腫 口腔領域の浮腫
リンパ腺炎	ツムラ葛根湯（TJ1）＋他社 コタロー柴胡清肝湯（N80）	口腔・顎顔面領域のリンパ腺炎

表6-18 つづき

効能・効果[*1]	医療用漢方方剤[*2]	関連する病名[*備考]
湿疹・皮膚炎、皮膚の搔痒症	ツムラ黄連解毒湯（TJ15）＋他社	*口唇あるいは口腔周囲に限る
皮膚搔痒症	コタロー梔子柏皮湯（N314）	
患部が発赤、腫脹して疼痛を伴った化膿症	ツムラ排膿散及湯（TJ29）＋他社	歯周炎
扁桃周囲炎	ツムラ桔梗湯（TJ138）＋他社	*口腔に近接したもの
神経症	ツムラ柴胡桂枝乾姜湯（TJ11）＋他社 ツムラ半夏瀉心湯（TJ14）＋他社 ツムラ抑肝散（TJ54）＋他社 ツムラ温清飲（TJ57）＋他社 ツムラ柴胡清肝湯（TJ80）＋他社 ツムラ抑肝散加陳皮半夏（TJ106）＋他社 ツムラ大承気湯（TJ133）＋他社 ツムラ加味帰脾湯（TJ137）＋他社 コタロー大柴胡湯（N8） コタロー柴胡加竜骨牡蛎湯（N12） コタロー半夏厚朴湯（N16） コタロー加味逍遙散（N24） コタロー香蘇散（N70） コタロー苓桂朮甘湯（N118） コタロー大柴胡湯去大黄（N319）	口腔心身症（舌痛症など）
更年期神経症	コタロー当帰芍薬散（N23） コタロー香蘇散（N70） コタロー温経湯（N106）	口腔心身症（舌痛症など）
不安神経症	ツムラ半夏厚朴湯（TJ16）＋他社 ツムラ柴朴湯（TJ96）＋他社 ツムラ茯苓飲合半夏厚朴湯（TJ116）＋他社	口腔心身症（舌痛症など）
病後の体力低下	ツムラ補中益気湯（TJ41）＋他社 ツムラ十全大補湯（TJ48）＋他社 ツムラ黄耆健中湯（TJ98）＋他社 ツムラ人参養栄湯（TJ108）＋他社	*口腔・顎顔面領域の疾患
食欲不振	ツムラ大柴胡湯（TJ8）＋他社 ツムラ補中益気湯（TJ41）＋他社 ツムラ六君子湯（TJ43）＋他社 ツムラ十全大補湯（TJ48）＋他社 ツムラ平胃散（TJ79）＋他社 ツムラ人参養栄湯（TJ108）＋他社 ツムラ清暑益気湯（TJ136）＋他社	口腔・顎顔面領域の疾患に関連する場合
鎮痛、強心、利尿	アコニンサン錠	*加工ブシ製剤
漢方処方の調剤に用いる	ツムラの生薬コウジン末（TJ3020）＋他社 ブシ末「調剤用」（TJ3023）＋他社	

〈備考〉

*1：2018年1月時点での添付文書から引用 （使用目標）：「使用目標＝症」に記載しているもの

*2：「TJ」はツムラの略号、「N」はコタローの略号、「EK」はクラシエの略号 数字：製品番号 「＋他社」は他社にも同効製剤あり

医療保険が適用される医薬品の使用は、関係法令に沿って取り扱うことが必要で、漢方薬も薬価基準に収載の製剤を「効能・効果」に応じて使用することが原則である。症状によっては、「使用目標＝証」を参考にすることもある。

日本歯科東洋医学会では、上記に加え、構成生薬の作用を考慮して、病態に応じた漢方薬の使用を勧めている。

6 練習問題

下記に歯科漢方医学に関する問題例を挙げる（解答は 59 ページ参照）。

1 古方における中医学の三大古典はどれか、3つ選べ。

a. 金匱要略
b. 黄帝内経
c. 神農本草経
d. 傷寒雑病論
e. 諸病源候論

2 漢方医学の特徴はどれか、1つ選べ。

a. 中医学の歴史を踏まえて、近代に体系づけられたもの
b. 解剖学、病理学、生理学を中心に発展した学問
c. 攻撃的な因子を分析して対応するもの
d. 中国医療ともよばれるもの
e. 古典『傷寒論』、『金匱要略』の考え方を基本とするもの

3 漢方の病態理論である「証」の説明で正しいものはどれか、1つ選べ。

a. 西洋医学的な病名を決定するための指針
b. 疾患の原因を証明する方法
c. 患者の全身を肉体的・精神的に捉えるための物差し
d. 代替医療を合わせて患者を治療すること
e. 漢方薬の構成成分の薬理作用

4 虚証の考え方で正しいのはどれか、1つ選べ。

a. 生体の修復反応の性質が寒性、非活動性、沈降性の病態
b. 風邪に対する生体の防御反応が衰えた状態
c. 低体温状態また機能低下状態で反応性が弱い状態
d. 病邪に抵抗する体力が十分に備わっている状態
e. 発熱や炎症があり機能亢進状態で反応性が高い状態

5 気血水において「気」の考え方が正しいのはどれか、1つ選べ。

a. 生命活動を営む根源的なエネルギー
b. 気の働きを担って生体を循行する液体
c. 気の働きを担い生体を滋潤する液体
d. 事物が発展する過程での動態的バランス
e. 熱性疾患の経過と治療を論じた病態概念

6 配合された生薬の役割として「佐薬」で正しいのはどれか、1つ選べ。

a. 漢方薬処方の中心になるもの
b. 君薬の作用を強めたり補助したりするもの
c. 君薬、臣薬の効能を調整するもの
d. 処方全体の作用を調節するもの
e. 有害作用成分

7 四診において「切診」で正しいのはどれか、2つ選べ。

a. 全身の状態を観察する
b. 既往症や病状を知る
c. 呼気や咳をきく
d. 脈を手指で圧して調べる
e. 腹部を触診して症状を把握する

8 麻黄含有製剤と併用を注意する西洋薬をすべて選べ。

a. エフェドリン製剤
b. MAO 阻害剤
c. 甲状腺製剤
d. カテコールアミン製剤
e. キサンチン系製剤

9 甘草含有製剤と併用を注意する西洋薬を３つ選べ。

a. グリチルリチン酸
b. ペニシリン系抗菌薬
c. ループ系利尿剤
d. 非ステロイド性抗炎症薬
e. チアシド系利尿剤

10 瞑眩で正しい説明を１つ選べ。

a. 生薬成分の化学物質としての有害作用
b. 意識障害を総称する漢方医学的表現
c. 症状が改善する前に生じる一過性の予期せぬ症状
d. 証を間違い、結果的に不都合な症状が生じる場合
e. リラクゼーションを目的とした心理的治療方法

11 弁証論治で正しい説明を１つ選べ。

a. 弁証に基づき治療方針が決定すること
b. 証を適用処方が即応していること
c. 西洋医学の病名で処方すること
d. 漢方薬の生薬成分から処方すること
e. 有害作用を予想する方法

12 次の薬効による分類と効能との組み合わせで正しいのはどれか。

a. 解表剤	—	熱による栄養不足と脱水
b. 和解剤	—	下剤や便秘薬
c. 瀉下剤	—	発汗、解肌
d. 清熱剤	—	病邪を中和する
e. 表裏双下剤	—	表裏を同時に治療

13 次の薬効による分類と効能との組み合わせで正しいのはどれか。

a. 補気剤　　　　　—　　血虚の治療
b. 補血剤　　　　　—　　裏寒を改善
c. 気血双補剤　　　—　　気虚を治療
d. 滋陰剤　　　　　—　　血・栄養不足
e. 温裏補陽剤　　　—　　気虚と血虚の療法を治療

14 次の薬効による分類と効能との組み合わせで正しいのはどれか。

a. 理気剤　　　　　—　　微小循環障害
b. 安神剤　　　　　—　　陰液不足
c. 利水剤　　　　　—　　水毒
d. 駆瘀血剤　　　　—　　気滞
e. 滋陰剤　　　　　—　　精神安定

15 口腔内の疼痛への立効散、葛根湯、五苓散、桂枝加朮附湯の使い分けを説明せよ。

16 歯周病に対して葛根湯、黄連解毒湯、排膿散及湯の使い分けを説明せよ。

17 粘膜疾患への半夏瀉心湯、十全大補湯、黄連解毒湯の使い分けを説明せよ。

18 口腔乾燥症への白虎加人参湯、麦門冬湯、五苓散、十全大補湯の使い分けを説明せよ。

19 顎関節症に対して立効散、葛根湯、芍薬甘草湯、桂枝加朮附湯の使い分けを説明せよ。

20 三叉神経痛に対して桂枝加朮附湯、五苓散、葛根湯、立効散の使い分けを説明せよ。

21 漢方の投与禁忌例を2つ挙げ、説明せよ。

22 小柴胡湯による間質性肺炎の発症メカニズムを説明せよ。

23 甘草成分による偽アルドステロン症の発症メカニズムを説明せよ。

練習問題の解答

1.……	b,c,d	→図 1-1 参照（古方とは江戸時代に起こった漢方医術の一派）
2.……	e	→第 1 章 2「漢方医学の誕生」参照
3.……	c	→第 1 章 4「漢方の病態理論」参照
4.……	b	→表 1-3「虚実の考え方」参照
5.……	a	→図 1-3「気血水」参照
6.……	c	→図 1-7「漢方薬の君臣佐使の関係」参照
7.……	d,e	→第 1 章 7「四診」参照
8.……	a,b,c,d,e	→第 3 章 2「相互作用」参照
9.……	a,c,e	→第 3 章 2「相互作用」参照
10.……	c	→第 4 章 1「漢方処方の作用と有害作用」参照
11.……	a	→第 5 章 1「弁証論治」参照
12.……	e	→表 5-3「漢方薬の薬効作用による分類」参照
13.……	d	→表 5-3「漢方薬の薬効作用による分類」参照
14.……	c	→表 5-3「漢方薬の薬効作用による分類」参照

15.……（解答例）立効散は、抜歯後の疼痛、歯痛に用いられるが、粘膜の疼痛にも効果がある。葛根湯は、リンパ腺炎、扁桃腺炎、上半身の神経痛、熱性疾患の初期に用いられる製剤で、無汗、背中や肩の凝りがみられる場合に効果的とされる。五苓散は一般に頭痛、めまい、二日酔などに用いられる製剤であるが、利尿作用や血液凝固抑制作用などで、利水作用があることも知られている。水分代謝や水分分布の異常を改善することから、神経痛や歯髄炎、知覚過敏にも臨床的に効果がある。桂枝加朮附湯は、関節痛、神経痛に効果的だが、利水作用があり、冷え性で痛みのあるものによく用いられ、神経痛だけでなく麻痺にも用いられることがある。

16.……（解答例）葛根湯は、排膿作用が期待でき、炎症に対する生体反応を高める作用ももつ。また、末梢血液循環の改善や免疫力の向上にも有効とされる。排膿散及湯は、患部が腫脹して疼痛を伴った化膿症に効果がある製剤で、炎症性浸潤が強い症例に適しており、特に排膿がだらだらと続くものに効果的とされる。黄連解毒湯は、ノイローゼ、脳溢血、高血圧、皮膚痒掻症に有効な製剤で、のぼせ気味で患部に腫脹、出血のある場合に効果がある。

17.……（解答例）半夏瀉心湯は、滞った熱を改善する作用、免疫賦活作用、唾液分泌作用を有することから口内炎に期待される。十全大補湯は、一般には貧血や体力低下の場合に用いられる製剤で、血液循環や血液成分状態を改善するとされる。抗ストレス作用、DNA 合成促進作用などを有し、末梢血管拡張作用や抗炎症作用、免疫賦活作用があることから、体力向上や血液成分や血液循環の改善に効果的で、栄養状態や粘膜上皮の再生力を改善することで、粘膜疾患に有効とされる。黄連解毒湯は、高血圧や皮膚痒掻症に効果のある製剤であ

るが、構成生薬の黄連、黄芩は抗炎症作用、抗消化性潰瘍作用、抗菌作用などを有し、止血作用と清熱作用が期待できる。

18.……（解答例）白虎加人参湯は、喉のほてりのあるものに有効とされる漢方製剤で、止渇作用と利尿作用、補水作用があり、熱を冷ます効果と湿潤作用が期待できる。口腔内の熱と乾燥が主な症状の場合に用いる。麦門冬湯は本来、痰のきれにくい咳に用いられる製剤だが、気管支粘膜の乾燥に伴う咳や痰に効果があるため、口腔内の乾燥にも有効とされる。五苓散は利水作用で水分貯留傾向を改善することから唾液分泌にも有効で、組織の浮腫などによる圧迫状態を改善することで、唾液腺機能の改善にも有効とされる。十全大補湯は、一般には貧血や体力低下に用いられるが、含まれる生薬成分による末梢血液循環や血液成分状態を改善するため、唾液腺細胞や粘膜上皮細胞の改善や不活化にも効果が期待できる。

19.……（解答例）葛根湯は、上半身の神経痛や筋肉痛に有効であることから、肩こりなどの症状が強いときや、咀嚼筋群の疼痛がみられるときに効果を発する。芍薬甘草湯は、急激に起こる筋肉の痙攣を伴う疼痛に有効な製剤で、特に、横紋筋や平滑筋の異常緊張や痛みに効く。桂枝加朮附湯は、関節痛、神経痛に効果のある製剤で、顎関節に関連する痛みや神経痛に有効であり、特に冷え性で痛みの強い場合に効果が期待できる。

20.……（解答例）桂枝加朮附湯は、関節痛、神経痛に効果的で、構成生薬から利水作用を期待できる。五苓散は、利水作用を有するが、浮腫の改善にも有効で、神経痛の原因となっている圧迫状態の解消に有効である。葛根湯は、上半身の神経痛に有効な製剤で、筋肉の凝りを解消して組織の圧力を改善する作用に期待できる。立効散は、一般に抜歯後の疼痛、歯痛に用いられることから、口腔領域の神経痛にも有効な場合がある。

21.……（解答例）① インターフェロン投与患者、肝硬変、肝癌患者、慢性肝炎の肝機能障害で血小板数が 10 万／ mm³ 以下の患者への小柴胡湯の投与。② アルドステロン症患者、ミオパチーのある患者、低カリウム血症のある患者への半夏瀉心湯、小青竜湯、人参湯、五淋散、炙甘草湯、芍薬甘草湯、甘麦大棗湯、芎帰膠艾湯、桂枝人参湯、黄連湯、排膿散及湯、桔梗湯の投与。

22.……（解答例）一般的に薬剤性の間質性肺炎の発症は、細胞毒性とアレルギー性の機序が考えられている。漢方薬に起因するものはアレルギー性と考えられている。その原因は「半夏」や「黄芩」と報告されている。

23.……（解答例）甘草含有の漢方薬・食品・酒・菓子を多量摂取すると、低カリウム血症が発症する場合がある。つまり、甘草に含まれるグルチルリチンには、血液集のカリウムを排泄し、ナトリウムや水分を体内に溜め込む作用がある。そのため、過剰摂取すると、低カリウム血症、むくみ、高血圧、手足のしびれなどの偽アルドステロン症が発症する。

参考文献・図書

《第1章　参考文献》

1) 村田恭介．『弁証論治』と『方証相対』雑感．漢方研究誌　1982；2月号.
2) 高山宏世．腹証図解漢方常用処方解説—三考塾叢刊．千葉：東洋学術出版社：2013.
3) 今日の治療薬（2017年版），南江堂.
4) 高久史麿．治療薬ハンドブック2014 薬剤選択と処方のポイント，じほう社.
5) 渡辺賢治．21世紀の日本の東洋医学の進路を探る漢方の国際化に向けての戦略．日東医誌58(4)，594-599，2007.
6) 王宝禮，王龍三．現代漢方医学の扉—漢方の証のロジック—．統合医療学会誌　2014；7(1)：1-11.
7) 王宝禮，王龍三．漢方薬の選択方法の考え方—弁証論治・方証相対・病名漢方療法—．日本統合医療学会誌　2015；8(1)：1-11.
8) 長坂和彦，土佐寛順，他．漢方医学的脈候，舌候，腹候の関連性に関する検討．日東医誌　1998；49(1)：35-50.
9) 嶋田豊，吉田一史，他．舌苔と気血水及び脾胃の失調病態との関連性について．日東医誌　1995；45(4)：841-847.
10) 嶋田豊，土佐寛順，寺澤捷年．舌苔の厚さとPancreatic Function Diagnostantによる膵外分泌機能の関連性について．日東医誌　1994；44(3)：189-192.
11) 丸山彰貞．舌新入門テキスト．東京：エンタプライズ：1997．p.21-41.
12) 柿木保明，編著．歯科医師・歯科衛生士ができる舌診のすすめ．東京：ヒョーロン：2010．p.79-130.
13) 松田和也，編．舌診カラーガイド．東京：㈱ミクス：1997．p.12-16，54-55.
14) 松浦達雄．舌診と心身症—特に地図状舌について．日本歯科評論　2000；696：123-127.

《第2章　参考文献》

1) 柿木保明，編著．歯科医師・歯科衛生士ができる舌診のすすめ．東京：ヒョーロン：2010．p.79-130.
2) 王宝禮：口腔疾患に対する漢方医学．—漢方処方の副作用と相互作用—歯薬療法．31，108-113，2012.
3) 王宝禮，砂川正隆，山口孝二郎，亀山敦史，金子明寛：歯科口腔外科領域における漢方治療のエビデンス．歯薬療法．34，23-30，2015.
4) 柿木保明：アスピリン喘息患者の口腔疼痛に対する漢方療法．漢方と免疫・アレルギー10，43-50、1996.

《第3章　参考文献》

1) 秋葉哲生．洋漢統合処方からみた漢方製剤保険診療マニュアル《ポケット版》第2版12刷．東京：ライフサイエンス社：2014.
2) 坂東正造．病名漢方治療の実際—山本巌の漢方医学と構造主義．京都：メディカルユーコン社：2009.
3) 社団法人日本東洋医学会学術教育委員会，編．入門漢方医学．東京：南江堂：2003.
4) 社団法人日本東洋医学会学術教育委員会，編．専門医のための漢方医学テキスト—漢方専門医研修カリキュラム準拠．東京：南江堂：2009.
5) 高山宏世，編著．漢方の基礎と臨床—病名・症状と常用処方第2版．東京：日本漢方振興会漢方三考塾：2003.
6) 北島政樹，総監修．Kampo Science Visual Review 漢方の科学化．東京：ライフサイエンス社：2017.

《第4章　参考文献》

1) 王宝禮：口腔疾患に対する漢方医学．—漢方処方の副作用と相互作用—歯薬療法．31，108-113，2012.
2) 王宝禮：立効散，排膿散及湯，白虎加人参湯，五苓散，半夏瀉心湯，茵蔯蒿湯，黄連湯の口腔疾患への有効性の文献的考察と漢方薬の副作用．日歯東洋医学会誌．31，67-82，2012．
3) 王宝禮：口腔疾患への立効散，排膿散及湯，白虎加人参湯，五苓散，半夏瀉心湯，茵陳蒿湯，黄連湯

を用いた薬物療法. 歯薬療法. 33，32-44，2014.

4）王 宝禮，砂川正隆，山口孝二郎，亀山敦史，金子明寛：歯科口腔外科領域における漢方治療のエビデンス. 歯薬療法. 34，23-30，2015.

5）Conn JW, Rovner DR, Cohen EL. Licorice-induced pseudoaldosteronism. Hypertension, hypokalemia, aldosteronopenia, and suppressed plasma renin activity. JAMA. 1968 ; 205(7): 492-6.

《第5章 参考文献》

1）高山宏世. 腹証図解漢方常用処方解説―三考塾叢刊. 千葉：東洋学術出版社：2013.

2）王 宝禮，王 龍三. 漢方薬の選択方法の考え方―弁証論治・方証相対・病名漢方療法―. 日本統合医療学会誌 2015；8（1）：1-11.

3）寺澤捷年. 症例から学ぶ和漢診療学第3版. 東京：医学書院：2012.

4）松田邦雄. 症例による漢方治療の実際. 大阪：創元社：1992.

《第6章 参考文献》

1）坂東正造. 病名漢方治療の実際―山本巌の漢方医学と構造主義. 京都：メディカルユーコン社：2009.

2）高山宏世. 腹証図解漢方常用処方解説―三考塾叢刊. 千葉：東洋学術出版社：2013.

3）高山宏世，編著. 漢方の基礎と臨床―病名・症状と常用処方―第2版. 東京：日本漢方振興会漢方三考塾：2003.

4）福冨稔明. 漢方123処方臨床解説―師・山本巌の訓え―第1刷. 京都：メディカルユーコン社：2016.

5）寺師睦宗，編. これだけは是非知っておきたい解明図解. 二味の配合. 三考塾叢刊6. 東京：漢方三考塾：1989.

6）鳥居塚和生，編著. モノグラフ 生薬の薬効・薬理. 東京：医歯薬出版：2003.

7）高木敬次郎，監修. 漢方薬理学，第1版第1刷. 南山堂，東京，1997年.

8）伊藤美千穂，北山 隆，監修. 改訂第2版 生薬単―語源から覚える植物学・生薬学名単語集―. 第2版3刷. 東京：エヌ・ティー・エス：2013.

9）K. Yamaguchi . Traditional Japanese herbal medicines for treatment of odontopathy. Frontiers in Pharmacology 6 : 176. , 2015 . doi : 10.3389/fphar. 2015. 00176.

10）K.Yamaguchi, T. Sugiura : Chapter 6, Odontopathy and herbal Medicine,67 - 80Herbal Medicines: New Horizons, Methods in Pharmacology and Toxicology, 2016.©Springer Science. Business Media. New York. doi: 10.1007/978-1-4939-4002-8_6.

11）社団法人日本東洋医学会 学術教育委員会，編. 専門医のための漢方医学テキスト漢方専門医研修カリキュラム準拠. 東京：南江堂：2009.

12）北島政樹，総監修. Kampo Science Visual Review 漢方の科学化. 東京：ライフサイエンス社：2017.

13）坂東正造. 病名漢方治療の実際 山本巌の漢方医学と構造主義. 第5刷. 京都：メディカルユーコン社：2009.

14）森雄材. 図説 漢方処方の構成と適用 エキス剤による中医診療 新装版. 大阪：名著出版社：2014.

15）寺師睦宗，編. これだけは是非知っておきたい解明図解. 二味の配合. 三考塾叢刊6. 東京：漢方三考塾：1989.

《参考図書》

1）寺澤捷年. 和漢診療学 新しい漢方. 岩波新書. 1574：2017.

2）The Japanese Pharmacopoeia Seventeenth Edition. 2016. English version.

3）日本医師会：漢方治療のABC. 医学書院、1992.

4）丁宗哲，編著：和英東洋医学用語集. 医聖社：1993.

5）大塚恭男，石野尚吾，編：（からだの科学増刊）漢方医学の新知識. 日本評論社：1995.

6）日本東洋医学会学術教育委員会，編：入門漢方医学，南江堂：2003.

索引

い・え・お

インターフェロン　16, 22, 25
茵陳蒿湯　20
陰陽　2, 26
衛気営血弁証　26
エフェドリン　16, 20, 21, 23
横紋筋融解症　16, 21, 23
黄連解毒湯　12, 13, 17, 18, 19, 29, 38, 47, 48
黄連湯　17, 20, 34, 47, 48
瘀血　4, 40, 44

か

顎関節症　14
葛根湯　12, 14, 15, 17, 18, 19, 27, 28, 48
加味逍遥散　36, 48
韓医学　2
眼科系　19
肝機能障害　16, 17, 21, 23, 24, 29
間質性肺炎　16, 21, 22, 23, 24
寒熱　2, 3, 5, 26, 36, 50
顔面神経麻痺　14

き

気　4
偽アルドステロン症　16, 21, 23, 36
気逆　4, 36, 42
気虚　4, 39, 48, 49
気血津液弁証　26
気血水　2, 4, 26
気滞　4, 27, 42
虚実　2, 3, 26
筋・骨格系　17

く・け

グルチルリチン　21, 23
君薬　6
桂枝加朮附湯　12, 14, 29, 43
桂枝湯　31, 35, 49
外科系（周術期）　18
血　4
血液・免疫系　17
血虚　4, 27, 40, 48
解表剤　35

こ

交感神経刺激作用　23
口腔違和感　14
口腔乾燥症　8, 9, 13, 39, 41, 43, 52
口腔内の疼痛　12
溝状舌　8
黄帝内経　1
呼吸器系　17
五行論　4, 5
五臓　2, 4, 41
五臓六腑　4, 5
誤治（誤用）　20, 22
五苓散　12, 13, 14, 17, 20, 29, 43, 45, 48, 49, 52

さ・し・す

三叉神経痛　14, 36, 39, 43, 52
産婦人科系　18
滋陰降火湯　13, 17, 32, 41, 52
歯痕　8
歯周病　12

四診　6, 26
自然医学　1
耳鼻咽喉系　19
四物湯　18, 32, 40, 45, 48, 49
使薬　6
芍薬甘草湯　14, 16, 17, 32, 36, 45, 46, 47, 48, 52
十全大補湯　9, 13, 14, 15, 17, 18, 31, 40, 46, 47, 48, 50, 51, 53
少陰病　5
消化器系　17, 39
小柴胡湯　15, 16, 17, 18, 29, 36, 45, 46, 48, 50
小児系　18
生薬　5, 20, 23, 24, 25, 44, 48, 49, 50
少陽病　5
心室細動　16, 23
心室頻拍　16, 23
神農本草経　1
腎・泌尿器系　17
臣薬　6
水毒　4, 27, 48
水滞　4, 43

せ・そ

精神・神経疾患系　18
清熱剤　27, 28, 29, 30, 31, 32, 33, 34, 38
舌圧痕　8
舌質　7, 8
舌診　7
舌苔　7, 8, 9, 10, 11, 29
舌痛症　14, 36, 41, 43, 53
相互作用　16, 25
臓腑弁証　26

た・ち・て

太陰病　5
代替医療　11, 16
代謝・内分泌系　17
太陽病　5
地図状舌　9, 11, 13
中国医学（中医学）　1, 2
点状隆起　10

と・な・ね・の

当帰芍薬散　17, 18, 30, 43, 45, 46, 47, 48, 50, 53
統合医療　11
東洋医学　1
投与禁忌　16
ドーピング　25
長井長義　20
粘膜疾患　13
脳神経系　17

は・ひ

排膿散及湯　16, 19, 20, 34, 38, 45, 48, 53
八綱弁証　26
華岡青洲　2
半夏厚朴湯　15, 17, 18, 29, 42, 45, 46, 47, 48
半夏瀉心湯　13, 15, 18, 29, 36, 44, 45, 47, 48, 50, 52
胖大舌　8
斑点　10
皮膚系　19
白虎加人参湯　13, 17, 20, 30, 38, 45, 46, 48, 49, 52

病邪弁証　26
病名漢方療法　26, 28

ふ・へ・ほ・み

賦形剤　23
平胃散　17, 18, 32, 42, 52
平滑舌　9, 10
弁証論治　26
方証相対　27
補気剤　27, 31, 32, 34, 39
補血剤　27, 31, 32, 40
補中益気湯　17, 18, 28, 31, 39, 45, 46, 48, 53
ミオパチー　16
味覚障害　9, 11, 14, 15

め・や・よ

瞑眩　20, 22
薬剤性口腔乾燥症　9, 13
陽明病　5
抑肝散　15, 18, 31, 42, 46, 47, 48, 53
吉益東洞　26

ら・り・ろ

蘭方　1
理気剤　27, 29, 31, 32, 42
利水剤　27, 29, 31, 32, 33, 34, 43
六君子湯　17, 18, 39, 45, 46, 47, 48, 50, 53
六経弁証　26
立効散　12, 14, 33, 38, 45, 46, 47, 52
六病位　2, 5

この度は弊社の書籍をご購入いただき、誠にありがとうございました。
本書籍に掲載内容の更新や訂正があった際は、弊社ホームページ「追加情報」
にてお知らせいたします。下記のURLまたはQRコードをご利用ください。

http://www.nagasueshoten.co.jp/extra.html

歯科漢方医学　　　　　　　　　　　　　　　　　　　　　ISBN 978-4-8160-1343-0

Ⓒ 2018. 4. 25　第1版　第1刷

監　　修	歯科漢方医学教育協議会
編　　著	柿木保明　王　宝禮　山口孝二郎
発 行 者	永末 英樹
印 刷 所	株式会社サンエムカラー
製 本 所	新生製本株式会社

発行所　株式会社　永末書店

〒602-8446　京都市上京区五辻通大宮西入五辻町69-2
（本社）電話 075-415-7280　FAX 075-415-7290　（東京店）電話 03-3812-7180　FAX 03-3812-7181
永末書店 ホームページ　http://www.nagasueshoten.co.jp

＊内容の誤り、内容についての質問は、弊社までご連絡ください。
＊刊行後に本書に掲載している情報などの変更箇所および誤植が確認された場合、弊社ホームページにて訂正させていただきます。
＊乱丁・落丁の場合はお取り替えいたしますので、本社・商品センター(075-415-7280)までお申し出ください。

・本書の複製権・翻訳権・翻案権・上映権・譲渡権・貸与権・公衆送信権（送信可能化権を含む）は、株式会社永末書店が保有します。

JCOPY　<(社)出版者著作権管理機構　委託出版物>

本書の無断複写は著作権法上での例外を除き禁じられています。複写される場合は、そのつど事前に、(社)出版者著作権管理
機構（電話 03-3513-6969、FAX 03-3513-6979、e-mail: info@jcopy.or.jp）の許諾を得てください。